# 私の夫は発達障害?

## カサンドラな妻たちが本当の幸せをつかむ方法

真行結子

ハートクリニック横浜院長
柏淳［監修］

すばる舎

# はじめに

私のことをご存じない方もいらっしゃると思いますので簡単に自己紹介いたします。

私は、カサンドラ症候群の方々を支援する団体の代表を務めています。

発達障害特性が見られる夫を持ち、その障害特性に翻弄されて身体的・精神的にダメージを受けている妻たちの症状を、「カサンドラ症候群」と言います。

私自身、夫との関係に二〇数年間悩み、うつ状態を経験しました。


夫と結婚後も仕事を続けていた私は、勤務していた職場で、パワハラ・セクハラ・過重労働等により、心のバランスを崩し、休職や退職に追い込まれる職員が年々増加してきたことから、職場のメンタルヘルス対策に貢献したいと考え、シニア産業カウンセラーの資格を取得しました。

その後、勤務の傍ら、日本産業カウンセラー協会や、犯罪被害者支援機関で相談業務を担当してきました。

そんな自分が、夫との悩みをどうしても解消することができず、うつ状態に陥り、また、そのことで自信を喪失し、さらに落ち込み、仕事を三年間休職することになったのです。

その後、深い悩みの淵から回復するため、自らに心理療法を施し、セルフカウンセリングを行い、徐々に心の安定を取り戻すことができました。

そして、自らを大切にする選択として、夫とは離婚。

**夫婦関係は解消しましたが、子どもたちの親として、よい関係を続けています。**

カサンドラからの回復後、自らの苦しく、つらかったカサンドラ症候群の体験、そして回復の実体験から、カサンドラへの支援の必要性を痛感し、二〇一四年、神奈川県で初めて支援団体を立ち上げました。

今までに、当団体の各種企画に参加された方は三五〇〇名を超え、私は六〇〇名を超えるカサンドラのカウンセリングを担当してきました。

そのなかには、自分らしい幸せの形を見つけ、カサンドラ症候群から回復された方が多くいらっしゃいます。

今まで数多くのカサンドラの肉声に耳を傾けてきた経験から言えるのは、夫の発達障害特性の種類や強さ、妻の性格傾向によって、夫婦間に生じる「問題」はさまざまであること、そして、その「問題」の解決法として、どのような選択がベストかは個々のケースによって違ってくるということです。

本書では、カウンセリングに訪れた方々が、カサンドラ症候群から回復するまでの道のりを、同居、別居、離婚の三つのケースに分けて、**夫への対応方法のほか、妻の性格傾向にも触れながら紹介**しています。

いずれのケースも、登場人物は架空の人たちですが、私のもとへカウンセリングに訪れた方々から多く語られたエピソードを取り入れたストーリーとなっています。

ご自身の状況に合わせて、各ケースから悩みを解消するヒントを見つけていただき、誰のなかにもある「幸せな人生への一歩を踏み出す力」を感じていただけたら、著者としてこれ以上の幸せはありません。

真行結子

私の夫は発達障害？ 目次

## 第3章 別居することで手に入る穏やかな夫婦生活



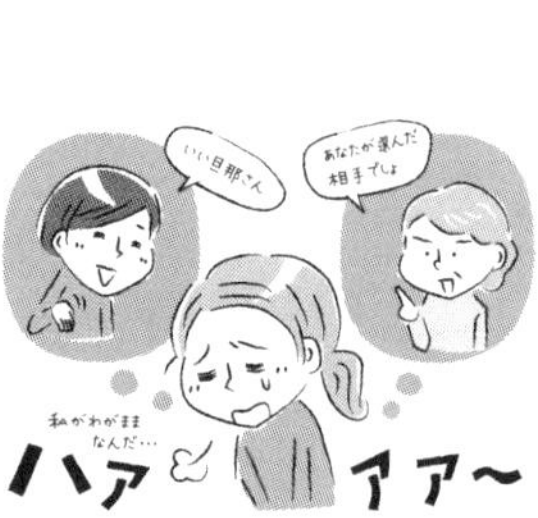

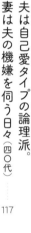

## 第4章 離婚も前向きな選択肢の一つ



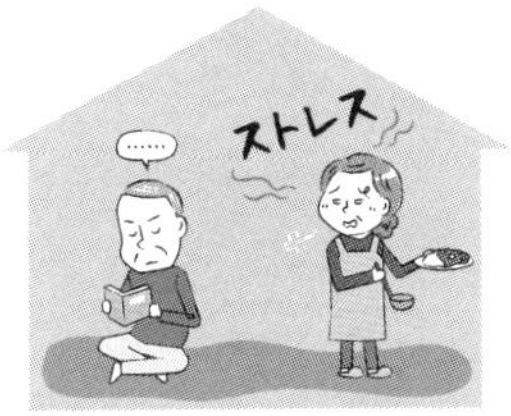

## 第5章 ゴールは自分が主人公の人生



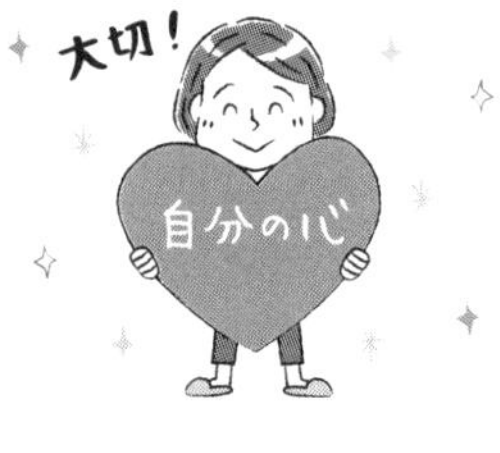

# 第1章

# 夫の言動に悩んでいるのは、あなただけではありません

# 私の夫なんだかヘン。人に相談しても理解してもらえない…

## だんだん夫のことがストレスに…

私は、二〇数年間の結婚生活のなかで夫との関係について悩んできました。

夫は真面目に働き、お給料はすべて家庭に入れ、決められたお小遣いのなかでやりくりし、常に穏やかで、私がお願いすることはやってくれる人でした。

それなのに、なぜ私は悩んできたのか。それには理由がありました。


休日の過ごし方や家族のイベントを提案するのは、常に私。

子どもの教育方針や家の購入について話を切り出すのは常に私。

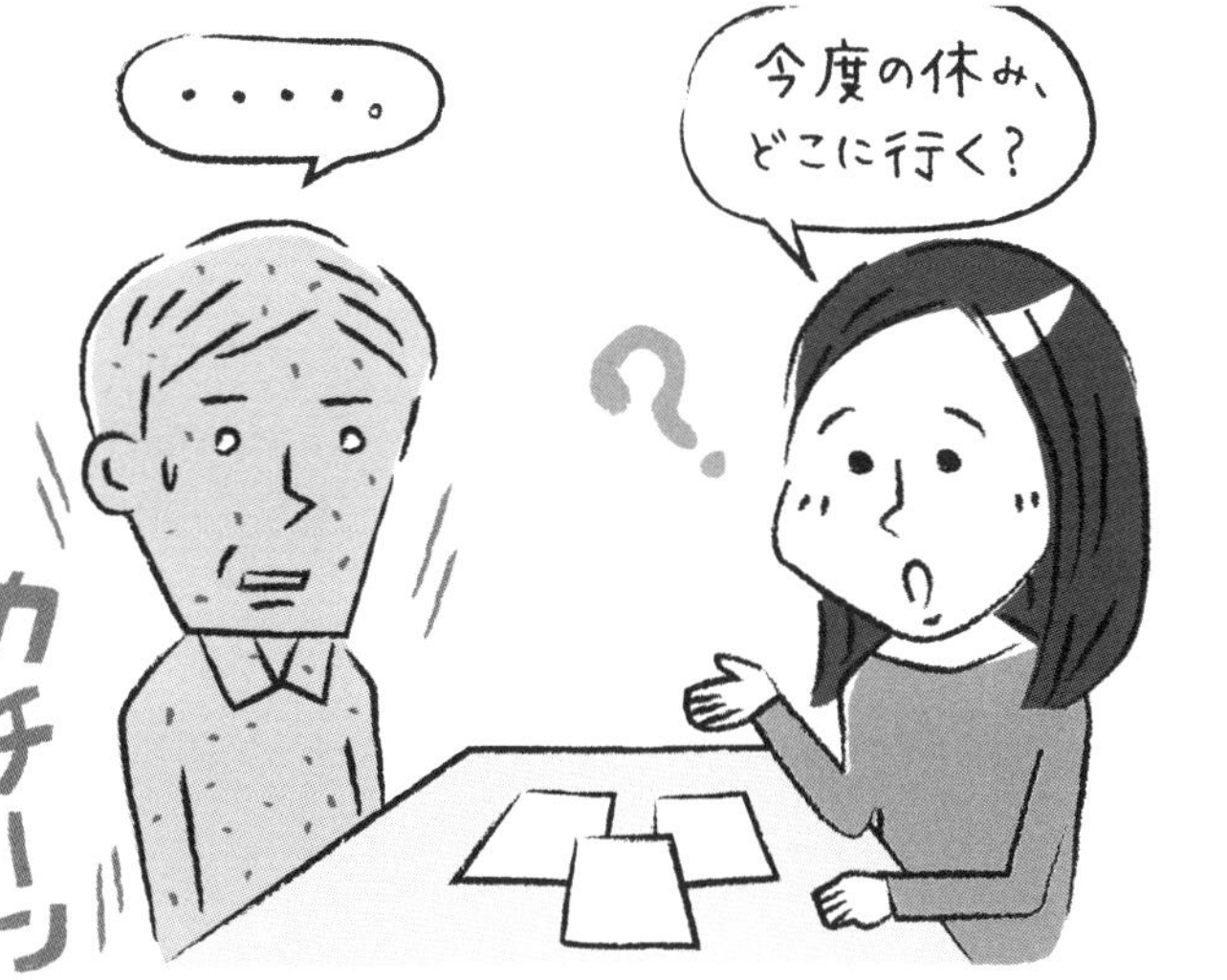


夫は反論はせず、すべてイエス。悩みごとを話すと、「そうですか」の一言。私や子どもの体調が悪くても、夫から声をかけてくることはありません。「具合が悪い」と伝えても、「そうですか」と一言。してもらいたいことを具体的に伝えて初めて、ようやく動くという感じです。

こんな調子だったので、夫とは一緒に暮らしてはいるものの、子どもの成長や家族のさまざまなエピソードを「分かち合う」という感覚を持てずにいました。

複雑な相談事になると、夫は石のように固まり口をつぐんでしまうため、私はいつもひとりで答えを模索していました。

## まるで穏やかなロボットと暮らしているような感覚は、さみしさを伴っていました。

友人たちに相談しても、「暴力もなくギャンブルもせず、お給料はすべて家に入れてくれる。しかもお願いすることをやってくれる夫の、どこが問題なの？　うらやましいくらいだわ」と言われます。

結局、「男は基本的には感情表現が苦手で無口なものよ」と言われてしまい、夫との関係性の悩みを理解されたことは一度もありませんでした。

「わがまま。ぜいたく。あなたが強いから夫は何も言えないのよ」などと諭されることも多くありました。

周りがそう言うのだから「私の結婚生活は幸せなのだ」と自分に言い聞かせはするのですが、さみしい気持ちはどうしても消えません。

しばらくすると、そのさみしい気持ちを持つ自分に対して自責の念が強くなっていき、気づいた頃には、心身に不調を抱えるようになりました。

# 強まる自責の念。悩んだ末に精神科を受診

## 夫との関係に悩み、自分を責める日々

夫との関係に悩んでいた私は、あるとき、心身の不調を感じて精神科を受診し、悩みを伝えました。

しかし医師からは、「私も妻の話はあまり聞きませんよ。たいがいの男性はそうだと思いますから、あまり気にしないように」と言われ、私は「うつ状態」と診断されました。

専門家の言葉は重く、私は「やはり私がおかしいのだ」と自分を責めました。状態は、さらに悪化していきました。

この時点で、私は「夫が発達障害であるかもしれない」との視点は持っておらず、「カサンドラ症候群」という言葉も知りませんでした。

次第に、楽しそうに会話をしている夫婦を見ると、涙が出て身を切られるようなさみしさに襲われるようになりました。夫の帰宅時間が近づくと動悸がし、気持ちが塞ぎ込みます。

相談をしても答えが返ってこない夫に苛立ち、暴言を吐いてしまうようにもなりました。

さみしさと、夫への嫌悪と怒り、そして自責の念の感情が目まぐるしく交差するようになり、ついに私の心は大きくバランスを崩し、うつ状態が悪化。朝、起き上がることができなくなり、会社を休職することになったのです。

その後、自分自身にセルフカウンセリングをしながら、心の安定を取り戻した私は、三年間の休職ののち、職場復帰を果たしました。

## カサンドラ症候群とは何か

ある日、アスペルガー症候群と思われる同僚への対応に苦慮している方からの相談を受けたことをきっかけに、発達障害について調べていくなかで、私は「カサンドラ症候群」という言葉を知りました。

それはまさに、私が長い間抱えてきた悩み「そのもの」であり、その時の「腑に落ちた」感覚を今でも忘れることはありません。

「カサンドラ症候群」とは、ギリシャ神話の神アポロンに、予知能力を周囲に信じてもらえない呪いをかけられた女性、カサンドラの名前に由来しています。

発達障害のあるパートナーの特性（情緒的関係が築けない等）が、パートナー関係や家庭生活に影響を与えて生じる、うつ、無気力、不眠、パニック障害、自尊感情低下などの身体的・精神的症状を指し、そのことが周囲に理解してもらいにくいことから、このように例えられています。

米精神医学会の診断基準（ＤＳＭ‐５）には含まれておらず、正式な病名ではありません。

初めて精神科を訪れてから一〇年以上たった今、私は、カサンドラ症候群の支援団体の代表を務め、カサンドラ症候群のセルフヘルプグループ（※）の運営、そして、発達障害やカサンドラ症候群に関する講座などを開催、また、カウンセラーとしてカウンセリングや講座講師を担当しています。

## 夫に発達障害の診断がついていないとカサンドラではない？

カウンセリングにいらした方から、「夫に発達障害の診断がおりていないので、私はカサンドラとは言えないのでしょうか」とのご質問を受けることがあります。

実は、私のクライエントを含め、支援活動を通じてお会いしたカサンドラの多くは、夫が医療機関を未受診であり、発達障害の診断はおりていません。

日常的に悩まされている夫の言動の背景にあるものを、テレビやインターネット、書籍等で得た情報から「夫は発達障害ではないか」と感じている妻に対して、生活において「困り感」を持っておらず、ましてや「自分が発達障害である」との認識は毛頭ない夫。

妻は、夫の受診、そして診断がおりることにより、夫婦関係改善への希望を抱いていますが、実際のところ「困り感」という「動機」を持っていない夫を受診させることは困難である場合が多いのです。

また、受診をしても、診断基準にあるすべての条件を満たさないため、発達障害の診断名がつかない場合もあり、医師からは、「傾向がある」「きわめて近い」などの説明がなされることがあります。

私は、診断名がついていなくても、発達障害特性に重なる夫の言動に起因する悩みを妻が抱えているのなら、カサンドラであると判断しています。

（※）共通の悩みを抱える人々が自主的につながり、共感のなかで悩みを打ち明けたり、問題解決のために経験や情報を分かち合い、相談活動や社会に理解を広める活動を行うグループのこと。

## 「困り感」のない夫。困っているのは私だけだった

私の元夫は、医療機関を受診していません。

夫との関係がますます行き詰まってきた頃、私は「夫には発達障害（アスペルガー症候群）特性があるのではないか」と感じていました。

夫に医療機関の受診を勧めようと考え、いくつかの大人の発達障害専門外来を持つ病院に問い合わせたところ、混み合っているため予約が取りにくいこと、取れたとしても初診まで数カ月待つこと、初診から診断までには、問診、心理検査などで平日三日程要し、数カ月かかると言われ、唖然としました。

私の心は「今すぐにでも誰か助けて！」と悲鳴を上げていて、診断まで半年にも及ぶ期間を待つことには耐えられそうもありませんでした。

そのとき、以前、夫との関係の悩みを相談するために受診した精神科で、医師にじっくりと耳を傾けてもらえなかったと感じた、あの苦しい記憶が蘇ってきたのです。

私が望んでいるのは「夫に発達障害の診断がおりること」よりも、「夫婦関係改善への具体的サポート」と「誰からも悩みを理解されない苦しみへの寄り添い」でした。そこで、夫の医療機関受診ではなく、発達障害について知識があるカウンセラーの「夫婦カウンセリング」を選択しました。

夫に、夫婦でカウンセリングを受けようと提案したところ、彼はいつものように私の言うことに同意し、ふたりでカウンセリングを受けることになりました。

しかし、数回目のセッション時にカウンセラーから、「あなたの夫は、生活にも夫婦関係においても困っていません。このままカウンセリングを続けても、また、医療機関を受診したとしても、夫は変わらないと思います」と言われました。

このとき、落胆する一方で、私の気持ちは定まりました。

私は夫婦カウンセリングを終結させ、**カウンセラーという専門家が介入しても、「夫は変わらない」という現実に正面から向き合いながら、カサンドラからの回復を果たした**のでした。

# こんな夫婦関係が妻をカサンドラにする

## 改善を試みる妻と、それに向き合えない夫

発達障害の有無にかかわらず、夫の性格や特性を理解し、適切な接し方をすることは、良好な夫婦関係を築くために、とても大切なことです。

まして、夫が「発達障害」の場合は、なおさらです。

夫が、生き辛さや心身の不調を感じ、自ら医療機関を受診した場合、その要因が発達障害特性にあるならば、医師から発達障害の診断がおりるでしょうし、診断がおりない場合には、「傾向がある」「きわめて近い」などのお話があろうかと思います。

しかし、生活や妻との関係に困っていない夫は、自ら受診する「動機」を持っていません。

一方で、夫との関係性に悩む妻は、「夫の言動」と「発達障害の特徴」に重なりを感じ、「もしかしたら夫は発達障害なのでは」と推察しています。

接し方を工夫したり、受診を勧めたり、関係の改善を試みる妻に対し、夫が向き合わない（向き合えない）場合、関係の改善が思うように図られません。

多くの妻たちはいっそう悩み、疲弊していきます。

改善を試みる妻と、それに向き合えない夫の関係が、カサンドラを生むのです。

妻がカサンドラ症候群に陥っている多くのケースにおいて、その原因は「夫婦でお互いが向き合い歩み寄る姿勢の欠如」です。**カサンドラ症候群からの回復には、「お互いが向き合い歩み寄る姿勢」が重要なポイント**です。

しかし、夫にその姿勢が見られない場合は、思い切って「夫と距離を取る」選択をすることも必要かもしれません。

## 関係が良好な夫婦に見られる共通点

発達障害のパートナーと愛し合い、よい関係を保っているカップルに多く見られる共通点があります。それは次の五点です。

**❶夫の、自分には発達障害特性があるという自覚**
**❷妻の、発達障害への理解および夫への適切な対応**
**❸よい関係づくりに向けて夫と妻が努力していること**
**❹悩みを「家庭」のみで抱え込んでいない。周囲の理解とサポートがある**
**❺夫の受診、正確な診断、その後の医療機関等でのサポート**

よい関係とは、お互いの特性や性格、価値感等を認め合い、「その違い」を認めながら、ふたりが気持ちよく暮らしていくことができるよう、「対等」に対話を重ねつつ着地点を見出していく作業に取り組んでいる関係です。

「夫には発達障害の特性がある」という認識を夫婦で共有し、夫は自分自身の言動をふりかえり、妻は発達障害特性に合わせたかかわりをするなど、よい関係を保つためにお互いが努力をしています。

ところが、夫からの歩み寄りがなく、妻の献身的、自己犠牲的な努力のみの場合、妻は精神的・肉体的負担感で消耗し、遅かれ早かれ、夫婦関係は「よい」とは言えない状態となっていきます。

**「よい夫婦関係づくり」に向けては、夫婦関係などの悩みを家庭内のみで解決しようとするのではなく、家庭外のサポートを上手に活用することも大切**です。

社会には、さまざまな支援サービスがあります。こうした社会資源も上手に活用しましょう。具体的なサービスを巻末に紹介していますので、よろしければ参考になさってください。

夫に発達障害の診断がおりていたり、発達障害の傾向があると指摘を受けている場合、医師やカウンセラー等から、居心地のよい関係を保つためのスキル習得の機会やアドバイスのサポートを受けることも、ふたりの関係を円滑にするためには有益です。

## 身近な周囲の理解とサポートが大きな助けになる

夫婦である本人達が努力をしていても、生活のなかでストレスを抱える場面は生じるものです。

その気持ちや状況に対し、身近な周囲、たとえば、双方の両親、きょうだいたち、友人らが耳を傾け、理解すること、そして、必要に応じてサポートを行うことは、ふたりの「よい関係づくり」の大きな助けとなります。

夫婦で、もしくはひとりで抱えていることにしんどさを感じたら、身近な周囲の人に相談をしてみましょう。

「悪いのは息子ではなく、妻であるあなたよ」「あなたが選んだ夫なのだから我慢しなさい」などと義父母や父母等に言われ、傷ついた体験を持つカサンドラも少なくありません。

相談を受けた方は、相談者の話や気持ちを否定せず、一方的なアドバイスは控え、解決策を一緒に探していく姿勢で接してくださるとよいでしょう。

# 今の夫婦関係をこれからも続けていきますか？

## 今の夫婦の状態を冷静に見つめ直してみることが大切

カサンドラたちの多くは、がんばり屋で、我慢しがちな傾向があります。
そのために疲弊し、体調を崩していたり、精神的ゆとりが奪われている場合、今の状況を客観的にとらえることが難しくなります。

必要以上に役割を担っていませんか？
相手に尽くしすぎていませんか？
夫婦関係の「質」よりも「継続」にこだわっていませんか？

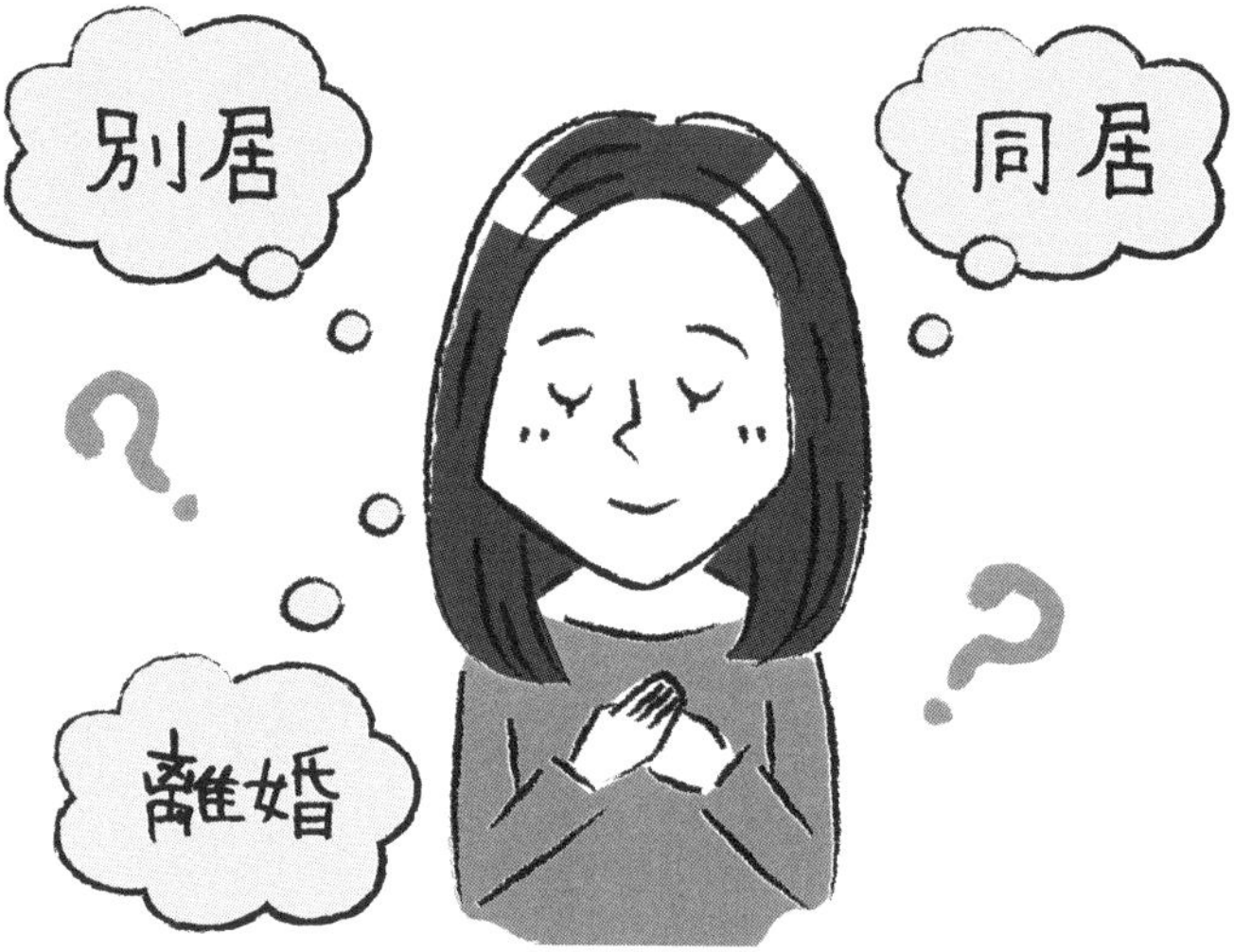


夫婦だから、妻だから、母だから「こうあるべき」という思い込みにとらわれず、さまざまなケースを参考にして、自分が幸せになる選択をしませんか。

次章からは、夫との距離の取り方の落としどころを見つけ、カサンドラ症候群から回復した方々のケースを紹介します。
夫婦間の悩みは、その夫婦によってさまざまですし、解決法も、同居か、別居か、離婚か、どのような選択がベストかは個々のケースによって違ってきますが、ご自分の状況を踏まえて参考になさってみてください。

# 発達障害とは？

すでにご存知の方もいらっしゃるかと思いますが、ここで改めて「発達障害」とは、どういったもののことを言うのか、解説したいと思います。

発達障害とは、生まれつき脳に何らかの機能障害があることで、発達に偏りが見られる障害です。

得意・不得意と、その人が過ごす環境や周囲の人とのかかわりのミスマッチから、社会生活に困難な状況が発生します。

その症状や困りごとは十人十色です。外見からはわかりにくいため、周囲から「自分勝手」「わがまま」などと捉えられることも少なくありません。

しかし、発達の偏りによる困難さは、環境を調整し、特性に合った学びの機会を用意することで、軽減されると言われています。

周囲の人が、その人の個性・能力・希望などを理解したうえで、その人に合ったサポートをしていくことが大切です。

発達障害はひとりひとり症状や特性が異なり、さまざまな特性を併せ持っている人もいますが、大きく分けると、次の三つのタイプに分類されます。

## 自閉スペクトラム症（ASD）

自閉スペクトラム症（ASD）は、発達障害の一つで、特徴として次の二つがあると言われています。

①社会的コミュニケーションの障害
②限定された興味

自閉スペクトラム症のある人は、対人関係が困難だったり、特定のものに強いこだわりを持っていたり、パターン化された行動を好んだりする特徴があります。

主に、人と視線を合わせようとせず、周りの人に興味を持たなかったり、言葉のキャッチボールが苦手だったり、ものごとの手順が変わると混乱したりする場合があります。

会話の裏側や行間を読むことが苦手で、アイコンタクトの意味や人の表情を読み取ることができず、空気を読まないストレートな表現をしてしまうこともあります。

集団になじめなかったり、ルールがあいまいな場面で臨機応変に対応できなかったり、自分の気持ちをうまく言葉にできなかったりもします。

光や音、味や匂い、触り心地などに敏感な感覚過敏や、反対に、痛みや五感への刺激に対する反応が鈍い感覚鈍麻のある人も多いです。

「自閉スペクトラム症」は、もともと「広汎性発達障害」と呼ばれていました。

しかし、二〇一三年に刊行されたアメリカ精神医学会の精神疾患の診断・統計マニュアル「DSM-5」では、「自閉スペクトラム症／自閉症スペクトラム障害」という障害名に統合されました。

この障害名には、それまで「自閉性障害」「アスペルガー症候群」などと呼ばれていたいくつかの障害がすべて含まれます。つまりDSM-5では、これらは別々のものではなくスペクトラム（連続した）障害であるという見方を新たに採用しています。

なお、本書のなかでは個々のケースの当時の診断である「アスペルガー症候群」という記載を用いています。

## 注意欠如多動症（ADHD）

不注意（集中力がない）、多動性（じっとしていられない）、衝動性（思いつくと行動してしまう）などの症状が見られる障害です。ただし、症状がどのようにあらわれるか、その強弱は人によって異なります。

たとえば「不注意」の特徴が強いタイプは、仕事に集中しづらかったり、忘れものが多かったりします。

ほかのことが気になるとすぐに注意がそれてしまう反面、自分が好きなことには熱中し、話しかけられても気づかないことがあります。「多動性・衝動性」が強くあらわれるタイプは、落ち着きがないことが多く、感情や欲求のコントロールが苦手な傾向があります。「不注意」と「多動性・衝動性」が、混合してあらわれることもあります。

## 限局性学習症（LD）

全般的な知能の発達には遅れがないものの、読み書きや話す能力、計算能力などに困難が生じる障害です。

識字障害、書字障害、算数障害など人によって症状のあらわれ方は異なります。

これらの障害は重なり合うことも多く、そのあらわれ方の強弱も一定ではありません。

ASDとADHDには、知的障害を併存している人もいます。

次ページに発達障害（アスペルガー症候群）チェックリストを掲載しています。よろしければ、ご活用ください。

### 3 反復的な決まり（次のうち少なくとも一つ）

☐自分に対して、生活上で

☐他人に対して

### 4 言葉と言語表現の問題（次のうち少なくとも三つ）

☐発達の遅れ

☐表面的には誤りのない表出言語

☐形式的で、細かなことにこだわる言語表現

☐韻律の奇妙さ、独特の声の調子

☐表面的・暗示的意味の取り違えなどの理解の悪さ

### 5 非言語コミュニケーションの問題（次のうち少なくとも一つ）

☐身振りの使用が少ない

☐身体言語（ボディランゲージ）のぎこちなさ・粗雑さ

☐表情が乏しい

☐表現が適切でない

☐視線が奇妙、よそよそしい

### 6 運動の不器用さ

☐神経発達の検査成績が低い

出典：Gillberg IC, Gillberg C (1989) Asperger syndrome: some epidemiological considerations: a research note. Journal of Child Psychology and Psychiatry 30:631-8

## 発達障害（アスペルガー症候群）チェックリスト

自閉症研究者として有名なスウェーデンの研究者であるギルバーグは、アスペルガー症候群の診断基準をよりわかりやすくするために、自ら次のような診断基準を作りました。

発達障害であるかどうかを知る参考になると思います。

ただし、この診断表は、あくまでも目安の一つです。発達障害には個人差があります。実際には、詳細なテストを行い、国際基準のもと発達障害の診断がおります。

正確な診断を望まれている方は、医療機関を受診し、専門家に相談されることをおすすめします。

### ギルバーグ・ギルバーグによる アスペルガー症候群診断基準1989

**1 社会性の欠如＜極端な自己中心性＞**
（次のうち少なくとも二つにチェックがつくと、発達障害の傾向があるとされています）

- □友だちと相互にかかわる能力に欠ける
- □友だちと相互にかかわろうとする意欲に欠ける
- □社会的シグナルの理解に欠ける
- □社会的・感情的に適切さを欠く行動

**2 興味・関心の狭さ**（次のうち少なくとも一つ）

- □ほかの活動を受けつけない
- □固執を繰り返す
- □固定的で無目的な傾向

第2章

同居

# 夫に発達障害特性があっても同居はできる

# よい関係を維持できれば同居生活も可能

## お互いを認め合い、相手のできるところに目を向けて

よい関係にあるカップルは、お互いの特性や性格を認め合い、相手のできないことよりもできていることに目を向けています。

不満を感じる気持ちを抑えたり、封じ込めたりする必要はありません。意識を夫のよいところに向けてみましょう。夫のよいところが思い浮かんだら、紙に書いておき、ときには読み返してみてもいいですね。

そうは言っても、どうしても不満な気持ちが勝り、難しいと感じるときもあるでしょう。そのようなときは、どうしたらよいのでしょうか。

たとえば、妻が不満に感じる夫の言動の原因は、夫そのものではなく、夫が持つ発達障害特性によるものだと見方を変えてみると、気持ちの切り替えに役立つこともあります。そして、よい関係を維持するための具体的な方法を探ってみることに意識が向きやすくもなります。

また、気持ちに余裕がないときや消耗しているとき、人は否定的な要素に目を向ける思考に陥りがちです。人のいやなところばかりが目につくときは、疲れがたまっている「サイン」と受け止めて、まずは休息することが必要かもしれません。

夫婦関係のみならず、**人生に対する満足度や幸福度が高い人は、得ていないものではなく、手にしているものに目を向けている傾向がある**と感じます。

「知足者富」（足るを知る者は富む）と、中国の周《しゅう》時代に思想家であった老子は説いています。

ただし、それは「現状に甘んじる」という消極的な意味ではありません。

他者や世のなかの基準に流されるのではなく、**自分自身が本当に手にしたいものを得ていくという生き方**がベースにあるのです。

前述しましたが、よい関係のためには、夫婦で向き合い、歩み寄る姿勢が欠かせません。今の夫婦関係が、「自分自身が心から求めているものか」という視点は、とても重要です。

では、同居しながらよい関係を保っている夫婦のケースを見てみましょう。

同居ケース1

# 夫は多弁。忘れ物が多い。妻は夫の補助と育児で疲労困憊《こんぱい》(四〇代)

夫の特徴　多弁。忘れっぽい。落とし物・忘れ物が多い。服を脱ぎっぱなし。欲しい物があると衝動的に購入。家に私物が溢れている。周囲からは、子煩悩なパパだと思われている。ADHD。

## 結婚生活に陰りが見られたのは出産後

Aさんと夫との出会いはジョギング同好会でした。デートの誘いは彼から。練習にも懸命に取り組み、イベントの幹事も率先して引き受け、精力的に活動している彼に好感を抱いていたAさんは、快く承諾しました。初デートから一週間目に、彼から「結婚しよう」と言われ、困惑したものの、その後、情熱的で熱烈なプロポーズが続いたため、「こんなに愛されているのなら幸せになれるはず」と結婚を決めました。

ともに暮らし始めると、夫は出勤時に定期券を持っていくのを忘れたり、服は脱ぎっぱなしなど、所々気になることもありましたが、トータルで見ると、楽しい新婚生活が続きました。

幸せな結婚生活に陰りが見え始めたのは、ふたりの子どもが生まれてから。出産後、仕事を辞め、専業主婦となったAさんは、慣れない育児に追われる忙しい毎日が続きました。

相変わらず、夫は出勤時に定期を忘れることがあり、駅で気づくとAさんに「届けて！」と電話をかけてきます。そのたびにAさんは、ふたりの子どもを自転車に乗せ、駅まで定期券を届けるのでした。

夫は服も脱ぎっぱなしで、徐々に子どもたちが夫の真似をするようになりました。

Aさんが注意をすると、夫は素直に「ごめんなさい。次から気をつけます」と言うのですが、また同じことを繰り返します。Aさんは次第に苛立つようになりました。

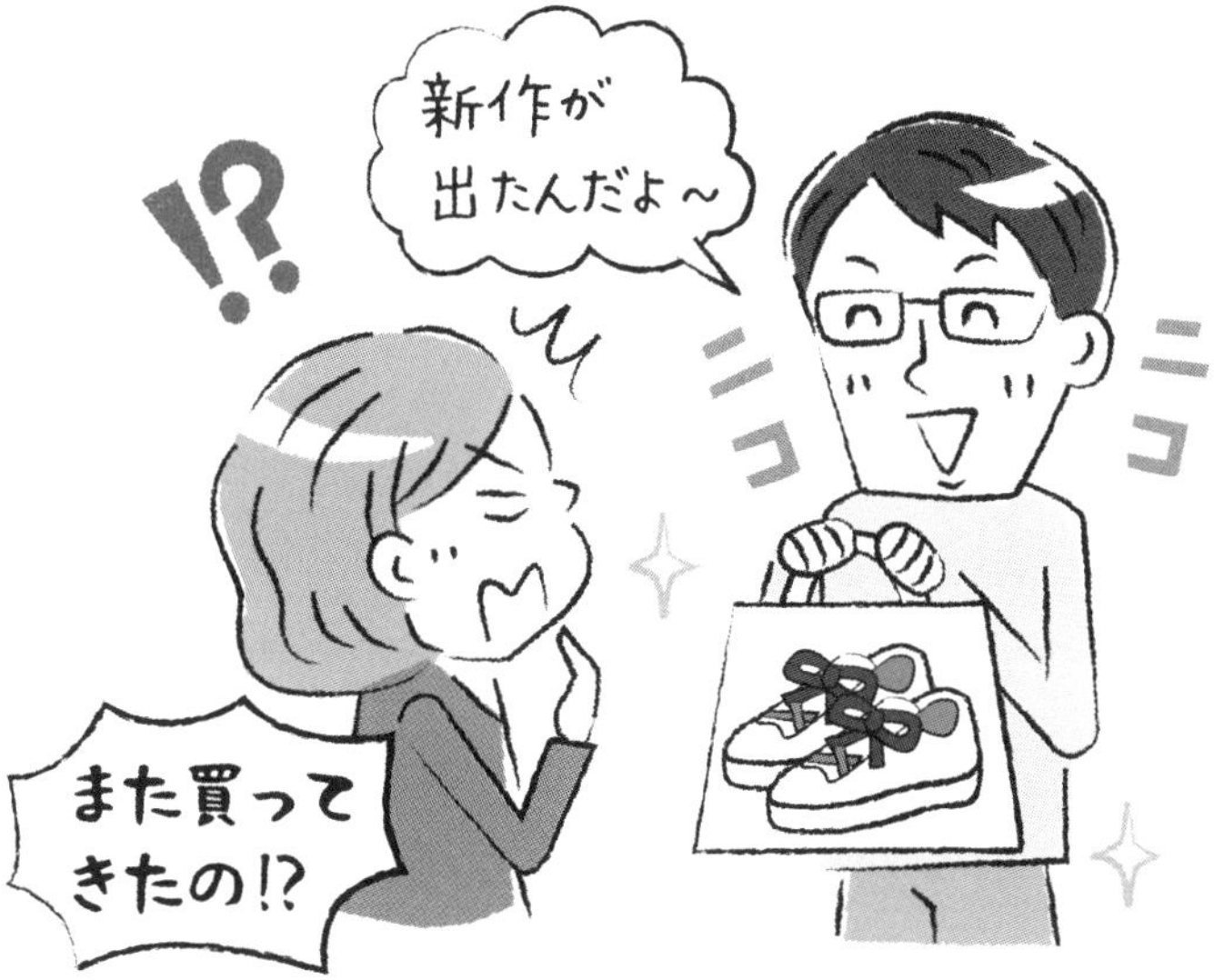
新作が
出たんだよ～
!?
ニコ
ニコ
また買って
きたの!?

子どもが生まれる前から、夫は趣味であるジョギング用のシューズを買い集めていました。

今では下駄箱に入りきらないぐらいのジョギングシューズが、箱に入ったままリビングや寝室に積まれています。その多くは未使用のものです。

最近になって夫は、健康づくりのため、健康器具も買い集めるようになりました。

子どもが生まれてからは、子どもの衣類やおもちゃなども増え、家は物で溢れかえるようになりました。

夫に「これ以上、物を増やさないで」とお願いしても、そのときは「わかった」と言うのですが、欲しい物があると我慢できず買ってきてしまいます。

## 子どもを安心して夫に預けられない

夫は、子どもと一緒に遊ぶことが大好きで、子どもたちも夫になついています。子どもが幼稚園のとき、夫が「僕が子どもを見ているので、たまには息抜きしてきたら」と言ってくれたので、夫にふたりの子を預けて、友だちとランチを楽しみに行ったことがありました。

リフレッシュして帰宅すると、家の鍵が開いています。

家に入ると、蓋をしていないペットボトルが倒れてジュースが床にこぼれ、空のお菓子の袋が散乱。そこに夫の姿はなく、子どもがふたりでゲームをしていて、Aさんが用意したお昼ごはんはそのままテーブルの上に残っています。

Aさんが驚いていると、夫が帰宅し、「ジョギングしてきた。気持ちよかった！」と悪びれる様子もなくニコニコと話しかけてきます。

Aさんは呆れて、一瞬言葉を失いました。

普段から夫はペットボトルの蓋をきちんと閉めず、腕をぶつけて倒してしまうことがあります。

また、子どもが「お菓子を食べたい」と言うと、食事前でも欲しがるだけ与えてしまったり、子どもたちが寝る時間になってもゲームをやらせてしまったり、家の鍵をかけ忘れてしまうこともありました。

以前からAさんは夫に気をつけるように言っているのですが、そのときは素直に「わかった」と言うのに、同じことを繰り返すのです。

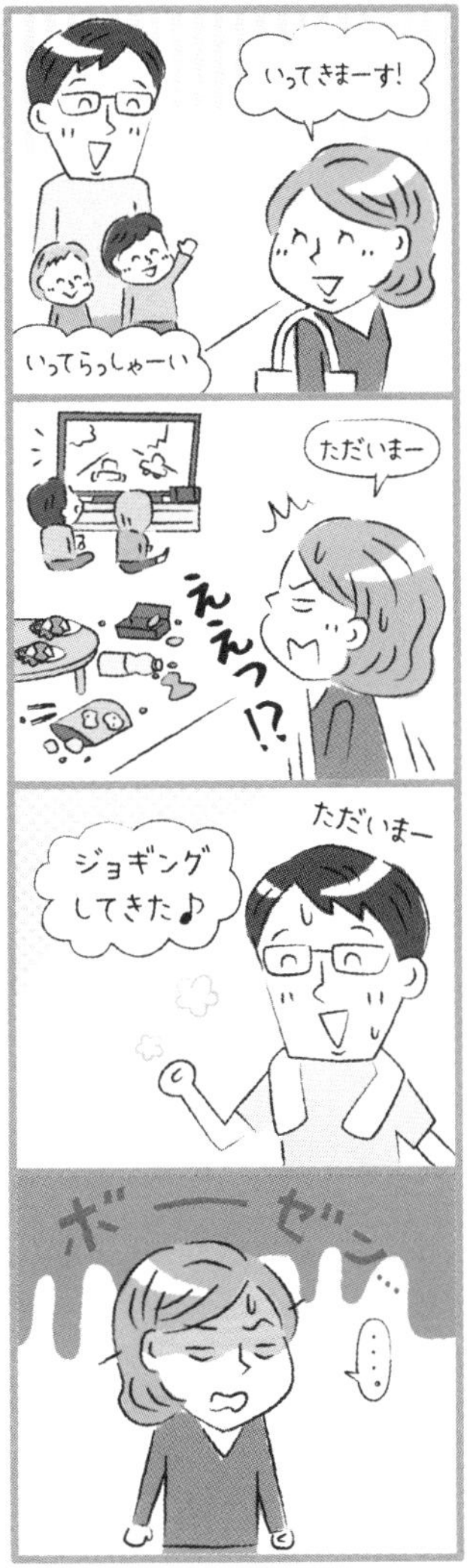
いってきまーす!
いってらっしゃーい
ただいまー
ええっ!?
ただいまー
ジョギングしてきた♪
ボーゼン…
……

今回の出来事でAさんが一番呆れたのは、夫が幼い子どもをふたりだけにして、ジョギングに行ってしまったことでした。

Aさんはついに堪忍袋の緒が切れ、「何度言ったらわかるの！」と、強い口調で夫を叱りました。

しかし、それ以降も、夫の行動に変化は見られませんでした。

Aさんは夫のことが信用できなくなり、夫に子どもを預けることを控えるようになりました。

これ以外にも、夫は、子どもの運動会や家族で出かける予定を忘れ、自分の好きなスポーツ観戦に行ってしまったことも度々ありました。

携帯電話を落としたり、会社の書類を駅に忘れたり……。

そのたびに夫は、どうしてよいかわからず、軽いパニックを起こしてAさんに連絡をしてくるため、Aさんが、その対応に追われます。

また、大事な話をしていても、夫は自分の好きなテレビ番組が始まると、会話を中断してテレビに熱中してしまいます。

## 苛立ちが増して夫婦関係がギスギスするように

この頃から、Aさんは夫に対し強く苛立つようになり、きつい口調で怒りをぶつけるようになりました。

夫は「そんなことわかっている！」と言い返してくることが多くなり、夫婦関係はギスギスし始めました。

夫の行動を友人に相談してみても、外から見ると、さわやかなスポーツマンの、子煩悩ないいパパに見えるようで、悩みを理解してもらえません。

次第にAさんは、夫に振り回されているような疲労感に悩まされるようになりました。

さらには、自分をないがしろにされている感覚、育児や家庭の切り盛りをひとりで抱えている感覚に陥って、Aさんは何のために結婚したのかわからなくなり、さみしさに襲われるようになりました。

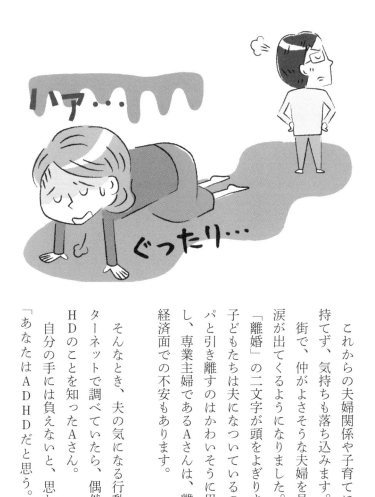

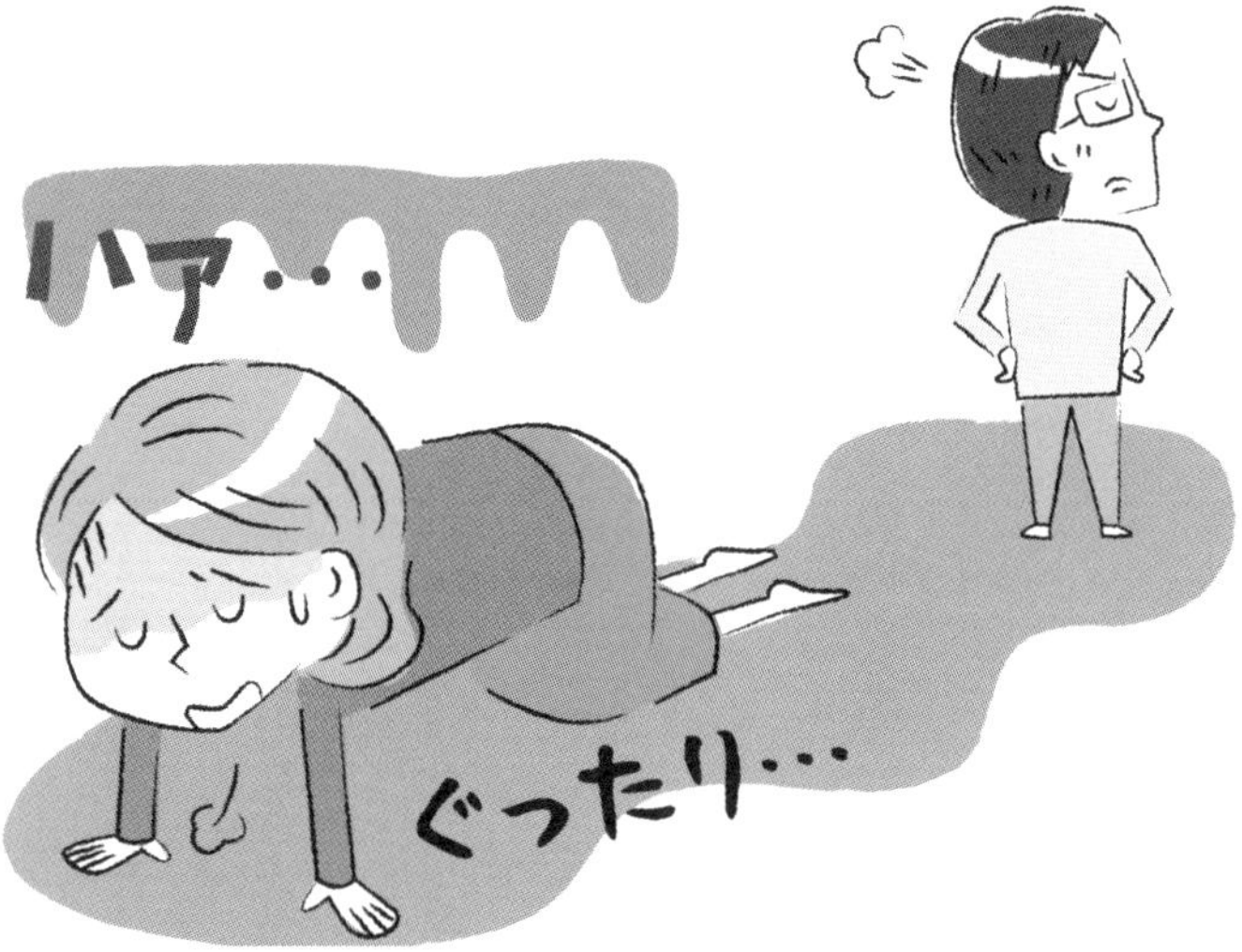


　これからの夫婦関係や子育てに希望が持てず、気持ちも落ち込みます。
　街で、仲がよさそうな夫婦を見ると、涙が出てくるようになりました。
「離婚」の二文字が頭をよぎりますが、子どもたちは夫になついているので、パパと引き離すのはかわいそうに思いますし、専業主婦であるＡさんは、離婚後の経済面での不安もあります。

　そんなとき、夫の気になる行動をインターネットで調べていたら、偶然、ＡＤＨＤのことを知ったＡさん。
　自分の手には負えないと、思わず夫に「あなたはＡＤＨＤだと思う。病院に行って！」と言ったところ、「俺を病気扱いするのか！ 絶対に行かない」と大喧嘩になりました。

その後、夫婦関係は悪化の一途をたどりました。

夫がこのまま変わらなければ、離婚するしかない……。

そう思い詰めたAさんは、私のカウンセリングルームの扉を叩いたのでした。

回復アプローチ

同居ケース1

# 一つずつ根気よく、夫に改善点を提案

## 妻の心と体の回復を第一目標に

Aさんのお話を聞いた私は、夫にADHDの傾向があるように感じました。ADHDの特性について説明したところ、Aさんは、さらに腑に落ちる点がいくつもあると深く頷いていました。

Aさんがかなり疲労し、憔悴しきった様子だったので、私は、今は人生の大きな決断をせず、まずは心と身体の回復を目標にしてはどうかと提案しました。

幸いなことに、関係性が良好なご両親がAさんの家の近くに住んでいらしたので、夫との関係の状況をご両親に伝え、お子さんを預けるなどして、Aさんがゆっくりできる時間を持つことを提案しました。

そして、同じ悩みを抱える仲間たちが集うセルフヘルプグループへの参加を勧めました。

Aさんがご両親に夫との状況を伝えたところ、Aさんの気持ちを受け止めてくださったとのこと。

その後Aさんは、実家でゆっくりと過ごす時間を意識して持つようにしました。セルフヘルプグループに参加されたAさんは、自分の状況と重なる人がいたこともあり、「自分だけではないんだ」と気持ちがラクになったそうです。

数回目のカウンセリングでは、気持ちに少しゆとりが出てきたのでしょう。夫にはよいところもある、と思えるようになってきたAさん。

しかし、夫の行動はADHD特性のせいかもしれないと頭ではわかっていても、苛立ちを抑えきれず、相変わらず夫を責めてしまい喧嘩に……。

喧嘩は多いものの、夫がAさんの好きなケーキを買ってきてくれたり、「大好き！」と屈託なく言ってきたりすると、愛されているのかなと感じることもあって、夫のことを嫌いとも言い切れないAさんなのでした。

そんな状態が続いていたある日、Aさんは関係改善にトライすることを決めました。私からは次のアドバイスをしました。

一度に多くの変化を求めるのではなく、一つずつ取り組むこと。

夫に望む変化が見られなくても、責めずに、根気強く丁寧に伝えていくこと。

ただし、がんばりすぎないこと。

## まずは夫の忘れ物や落とし物への対応から

度重なる夫の忘れ物や落とし物をしたときの対応に、Aさんはかなりの精神的・身体的負担を感じていました。

そこで、まずは忘れ物や落とし物対策から取り組むことにしました。

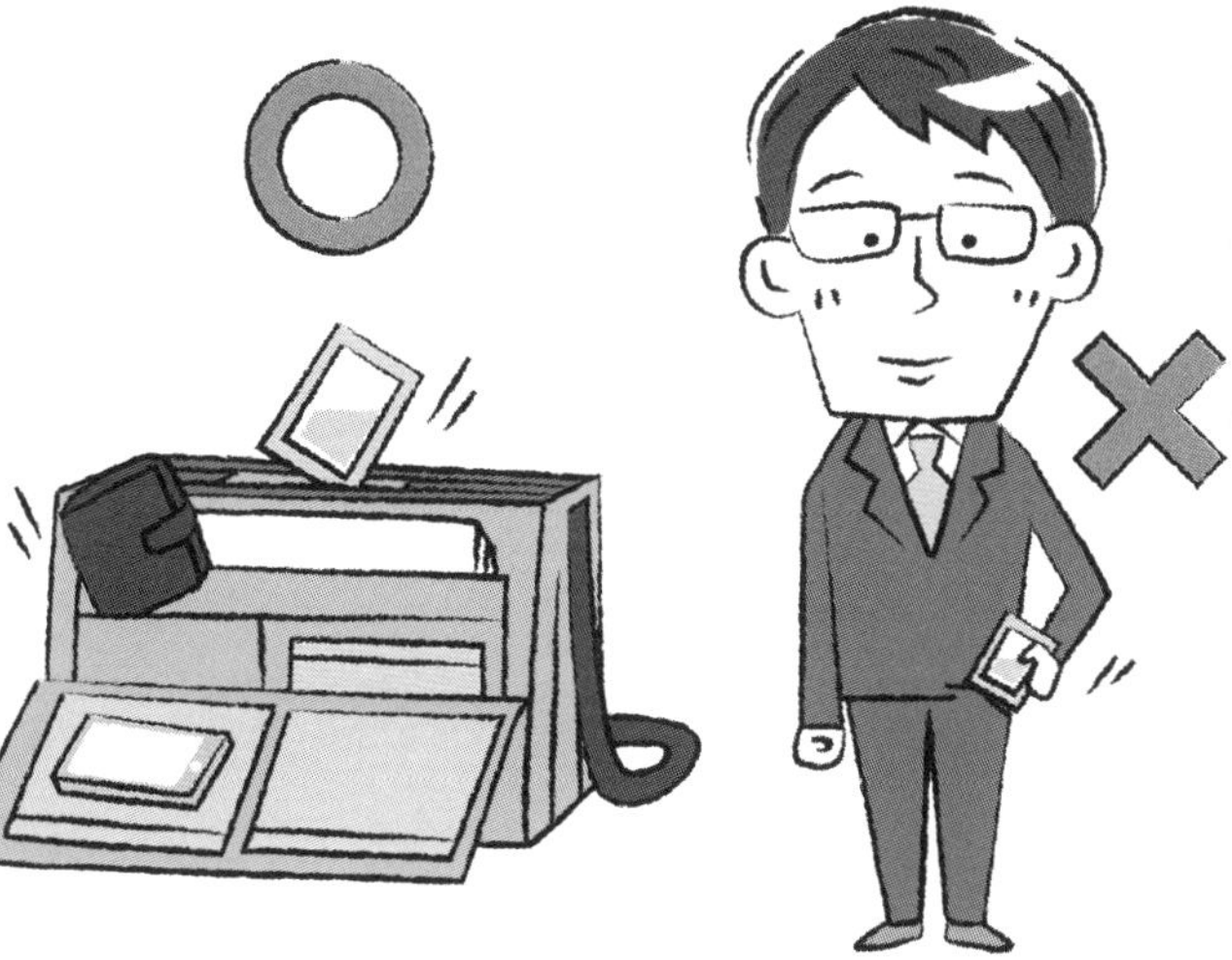

私からは次のように提案しました。

夫の忘れ物や落とし物を防ぐため、鞄を大きなサイズにし、定期も携帯電話も財布も会社の書類も、**すべて一つの鞄のなかに入れる**こと。

スーツやスラックスのポケットには入れないようにすること。

忘れ物や落とし物をしても、Aさんが負担に感じるフォローはやめること。

その際、夫が忘れ物、落とし物をしたことを責めず、フォローができない具体的な理由を優しい口調で伝えること。

大きな鞄のなかに、必要な物をすべて入れることにしてからは、夫の忘れ物、落とし物は以前より減ってきました。

しかし、営業先へ持っていく菓子折りが入った紙袋をどこかに忘れたり、電車のなかで携帯電話を使いながら眠ってしまい、下車駅で慌てて降りる際、電車のなかに忘れてしまったりと、ゼロにはなりませんでした。

Aさんは、夫が定期を忘れて「届けて」と連絡をしてきても、「子どもを学校に送り出さなければいけないので、今は行くことができないの」、落とし物をして夫が連絡してきても「私は○○をしていて、今は手を離せないので、あなたが警察と銀行に連絡をしてね」と穏やかに伝えるようになりました。

当初、忘れ物、落とし物をした際、Aさんがフォローしなくなったことについて夫は不満げでしたが、その後、何とか自分で対応してくれるようになりました。

日常生活では、まだまだAさんが苛立つことが多く起きていますが、その苛立ちをカウンセリングやセルフヘルプグループの場で話すことで解消し、夫を責める場面が減ってきています。その結果、夫のAさんに対する反抗的な態度も和らいできました。

## 家中に溢れる夫の持ち物を整理

次に、Aさんが負担感を持っていた、家中に溢れる夫のジョギングシューズや健康器具の整理に取り組むことにしました。

私からのアドバイスは、「邪魔だから捨てて」と言わず、夫の持ち物を収納するスペースを決め、「大事な物だからきれいに収納しようね」「収納スペースに収まる範囲内にしようね」と伝えてみること。

Aさんは、自宅の一部を夫のエリアにし、壁面にシューズを収納する棚を設置するなどし、夫の持ち物の〝見える化〟に取り組みました。

しかし、エリアに収まり切らないシューズが、まだまだたくさんあります。

次のカウンセリングでは、夫が手元に残しておきたい物から優先して収納するようにアドバイスしました。

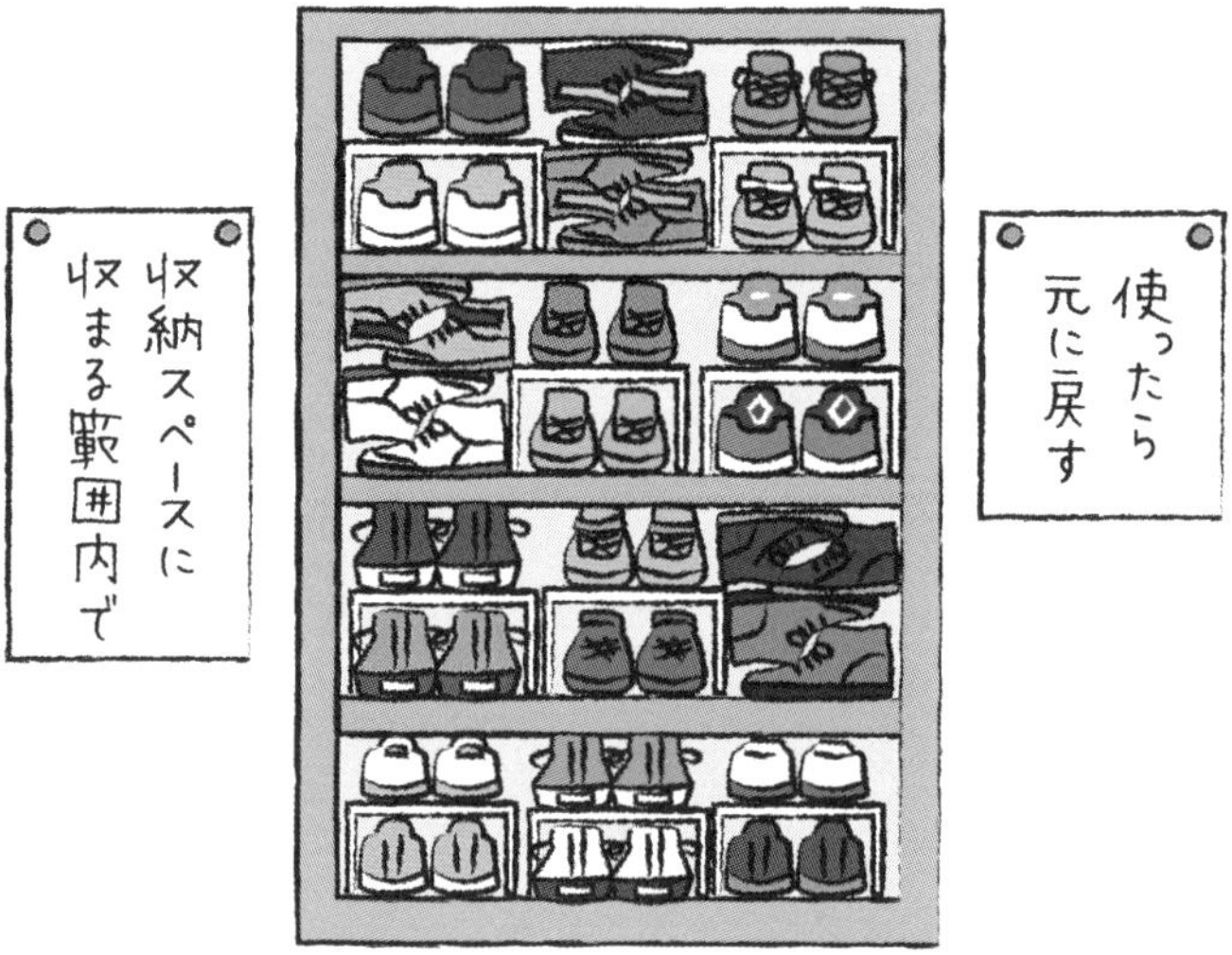
使ったら
元に戻す
収納スペースに
収まる範囲内で

夫がひとりで選別できない可能性もあるので、その場合は一緒に行うこと。

収まり切らない物については、新品の場合、「これは使っていないよね。全部で○○円ぶんだよね」と金額の可視化を促してみること。

さっそくAさんは取り組みました。

その結果、夫は使っていないシューズにこれだけのお金を支払っていたのかと驚き、ネットオークションで販売することに快く了解しました。

売上金を使って、家族で豪華なディナーに行くことができたり、さらには自分の大切なシューズが棚にきれいに並べられて、夫は満足そうです。

ところが、「収納スペースに収まる範囲内にしようね」とふたりで約束したにもかかわらず、夫は欲しいシューズがあると、買ってきてしまいます。

「約束をしたのに、どうして買ってしまうの?」とAさんが優しく尋ねたところ「欲しい物があると、約束が頭から消えてしまう」と答えた夫。

Aさんは「特性ゆえに、やはり衝動を抑えるのは無理なのか……」と、どうしていいのかわからない気持ちになりましたが、とりあえず責めないようにしようと「そうなのね」とだけ答えました。

## 夫自ら受診を希望

そんなある日、夫がAさんに、「病院を受診したい」と言ってきました。

落とし物や忘れ物が減ったとは言え、ゼロにならないこと。

ルールを決めても、自分の衝動が抑えられず破ってしまうことが多々あること。

職場でもうっかりミスが多く、周りのフォローに助けられていること。

インターネットで以前Aさんから言われた「ＡＤＨＤ」を調べたら、どうも自分にあてはまるようだと感じ、自分のためにも家族や周囲のためにも受診を決意したそうです。

受診の結果、夫はＡＤＨＤと診断されました。投薬治療を受けたところ、次第に衝動的な面が少し落ち着いてきました。

その後もAさんはカウンセリングを継続し、私のアドバイスを受けて、夫に守って欲しいことを口頭で伝えて紙にも書き、その紙を夫の収納スペース横の壁に貼って、毎日確認してもらうようにしました。

また、スマートフォンのスケジュール共有アプリを活用してもらうことで、夫が行事をうっかり忘れてしまうことも少なくなってきました。

そして、Aさんと夫で、関係を改善するために何ができるかを話し合う時間を定期的に持つようにしてもらいました。

その際、気が散りやすく集中が続かない夫に配慮して、あらかじめ「〇分」というように時間の枠を設定。

「テレビは消し、スマートフォンは隣の部屋に置く」というルールを設けることで、落ち着いた状態での会話が可能になり、ふたりで問題解決のために取り組めるようになりました。

夫は、時々約束を忘れてしまうこともありますが、日々の態度から一生懸命努力している様子が感じられました。

Aさんが憔悴しきってカウンセリングルームの扉を叩いてから二年が経過しました。今のAさんは、

「夫からは自分が当初求めていたことの一〇〇％は得られていません。五〇％くらいだと思います。

しかし、夫は努力しています。彼の特性を考えると、彼にとっては一〇〇％以上がんばっているのかもしれないとも思えます。私はそんな彼を愛おしく思えるのです。

そして、彼は自分のことを愛していると思います。だから、これからも一緒に生きていきたいと思っています」

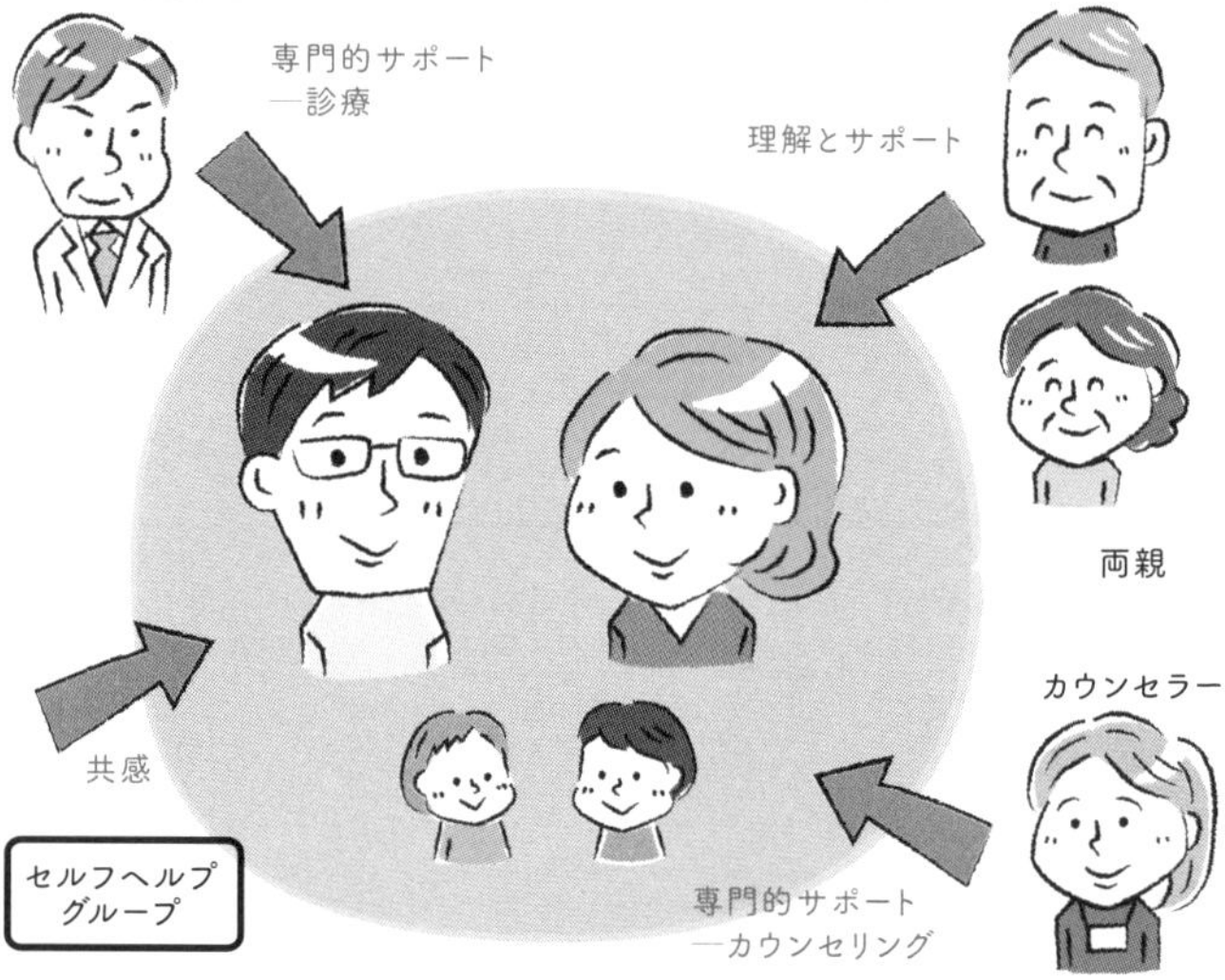
専門的サポート
—診療
理解とサポート
両親
カウンセラー
共感
セルフヘルプ
グループ
専門的サポート
—カウンセリング

と、やわらかい笑顔で語ってくれました。

**妻が心地よく過ごせるようになった要因**

- セルフヘルプグループの場で得られた共感。
- 夫の特性に合わせた妻の対応。
- 夫が変わろうと努力している姿に、妻は夫からの愛情を感じている。
- 夫の自覚が得られて受診につながった。
- 妻は夫に完璧を求めないようにしている。

# 発達障害特性のある夫の立場から——自身の障害や夫婦生活について

## 発達障害の夫は、どう感じている？

夫の不可思議な行動に翻弄され、悩むカサンドラの妻たち。

そのそばで、夫は、いったいどのような心境で過ごしているのでしょうか？

私が代表を務めるカサンドラ支援団体のスタッフのなかに、現在、幸せな同居生活を送られているご夫婦がいらっしゃいます。

アスペルガー症候群の診断がおりている夫さんが、意を決して、自身の経験を語ってくださいました。

夫の立場からの本音を知る機会は、めったにない貴重な経験かと思います。もしかすると、ご自身の夫の気持ちを推測するヒントが得られるかもしれません。よろしければ、参考になさってください。

## 困り感を持ち、障害に気づくことができた幸運

私たちはアスペルガー症候群と定型発達の夫婦ですが、互いに信頼し合い、日々幸福を感じながら、ふたりの息子と生活しています。

しかし、以前はそうではありませんでした。私が障害に気づかず、そして受け入れずにいたら、夫婦関係は破綻していたと思います。物事がうまくいかない原因が自分にもあると気づき、困り感を持てたこと、そして障害を認め、受け入れることができたから、現在の生活があるのだと思います。

結婚当初から、知らず知らずのうちに妻には負担をかけていました。問題が起こったとき、妻が怒り続けている理由が私にはわかりませんでした。問題

の原因は究明され、妻からの要求には応えているのに、依然、妻が泣いたり怒ってい
る理由がわからず、妻を疲弊させていました。

そのときは、妻をはじめ多くの人たちにとって、感情を交流することがどれほど重要か、想像もできませんでした。

私にとって、雑談は文字通り雑多で不要なものでした。結婚以来、妻ときちんと話をしていたつもりでしたが、妻が求めていたのは議論ではなく共感でした。妻がさみしさや孤独を感じ続けていたことを、後々になって知りました。

## 問題が起こるのは「周囲の人の頭が悪いせい」だと思っていた

仕事でも同様に、雑談や飲みの席で親睦を深めるのは、小手先のこと、能力のない人がすることだと思っていました。

会議の場で立場や雰囲気を考慮して発言をする人のことも、「持って回った言い方をする頭の悪い人」と馬鹿にしていました。

その一方で、自分は冷静に本質を考えており、もっと評価されるべきだと思い込ん

でいました。

また、私は仕事上で優先順位をつけられず、そのうえ優先順位をつけながら効率的に仕事を進める人たちのことを、仕事へのこだわりが足りないと見下していました。

私の仕事は、人間関係のために滞り、不要な部分にこだわるあまり、大事なことが抜け落ちました。その辻褄を合わせるために、仕事は長時間におよび、ストレスから浪費を繰り返し、家計は火の車でした。

「問題が起こるのは、周囲の人たちの頭が悪いせい」と都合よく思っていた私は、なかなか自分を変えようとしませんでした。

それでも、社会人になり一〇年ほどかけて、妻や当時の上司からはっきりと具体的に説明を受けたことで、「自分にも原因があるかもしれない」と思い始めていました。

障害に気づくきっかけは、仕事も家庭も行き詰まりつつあったときに妻がくれた「アスペルガー症候群じゃない？」という一言でした。

アスペルガー症候群について調べるほど、自覚症状とあてはまり、間違いないと思うようになって診断を受けました。

障害の診断は、私たちがお互いの違いを知り、問題に対処するために不可欠な指針になりました。

あとになって、受診することに抵抗はなかったかと聞かれます。

自分が障害を持っているという可能性を考えたとき、やはり少なからず落胆と衝撃がありました。それまでの自分の認識を大きく変えることに対しては、強い恐怖を感じ、大変なエネルギーを必要としました。

しかしそれ以上に、行き詰まった生活を変え、家族全員で幸福に生活をしたい、また人の役に立ちたいという思いが私には強くありました。

この強い動機があったから、困り感を持ち、プライドや恐怖心を優先することなく前向きな気持ちで受診できたのだと思います。

## 奇抜な外見や言動の私を無条件に受け入れてくれた妻

また、長い時間をかけ、妻との信頼関係と成功体験を積み重ねることができたことも、私にとって幸運なことでした。

学生時代までの私は、「変人であることがよいこと」「周囲の人たちは個性を潰している」と思い込み、わざと奇抜な外見、言動を選んでいました。

今思えば、幼少期からアスペルガー症候群のために友人関係をうまくつくれなかった私は、代わりに変人であることで人の注目を集め、自尊心を保とうとしていたのだと思います。

当時は、周りから気持ち悪がられるように、あえて奇声を上げ、トカゲのように床を這いつくばったりしていました。身だしなみを整えることも、個性を潰すことと考え、真冬でも結婚式でもビーチサンダルを履き、成人式でも就職活動でもネクタイをしないというような、頑ななこだわりを持っていました。

こうした長年のこだわりは、私の内面に深く根を張り、自分自身の些細な変化も許容できなくなっていました。

当時の妻は、そんな私の話を否定も批判もせず、長い時間をかけ、ただただ聞いてくれました。

妻が無条件に受け入れてくれたことで、本当はどうありたいのか、なぜ自分に強いこだわりがあるのか、という自分自身の内面に徐々に気づき、言葉にすることができるようになっていきました。

この頃から私は、気持ち悪い奇声を発しなくてもよくなり、少しずつ変わる勇気を持つことができました。

## 妻から学んだ暗黙の「社会のルール」

あるとき、妻が靴を贈ってくれたことがありました。

これをきっかけに、私は年中履いていたビーチサンダルを履き替えるという小さな変化と、それに伴い、周囲の人たちの反応が変わるという小さな成功を体験しました。

そして、こうした小さな変化と成功体験を繰り返すうちに、徐々に変化に対する抵抗がなくなり、自分の認知までを変えていくことができました。

たとえば、「身だしなみは会う人を尊重している」という暗黙のメッセージを送るためのものであるということを妻から学びました。

また、「個性がある」ということは「変人である」ということではなく、「他者と自分には自然な違いがある」という意味だと認識するようになりました。

個性を認めるということを履き違え、むしろ周りの人たちの自然な違いを否定していたのは、当時の私自身であったと思います。

こうして、徐々に自分を変えながら大学への復学や就職、結婚を通して、妻への信頼感が育ち、変化を前向きにとらえられるようになっていきました。

この長い準備期間があったから、障害に気づき、診断を受けるという大きな変化へ踏み出すことができたのだと思います。

## できない自分を悲観し、夫婦ともに心身不調に

それでも、診断後すぐには、障害をまっすぐに受け入れることはできませんでした。

当初、私は自分に発達障害特有の個性や能力があると思い、特別な存在であろうとしました。

発達障害に関する書籍を読み漁り「もしも○○という職業についていたら、何もか

もうまくいっていたはず」などと、**空想の自分に逃げ込もうとしていた**のです。

同時に、障害を持っていることを周囲に伝えずに生活を改善したら、普通の人と同じように生きられると思い込もうとしました。

しかし、生活はうまくいきませんでした。特別な存在になれず、普通の人と同じような生活もできない自分を悲観し、適応障害のために寝込んでしまいました。

そして今度は、問題のすべてを障害のせいにし、自分にできることは何もないと思い、うまくいかない物事は周囲の自分に対する配慮が足りないせいだと言い、妻や社会に責任を押しつけました。

当時の私は、困難を避け、自分が変わる必要のないラクな生き方を選ぼうとしていたのだと思います。その頃には妻も心身に不調をきたし、私たちの関係は破綻寸前でした。

ここから再度、私は少しずつ小さな成功体験を積み重ねていきました。自分の障害を認め、受け入れることができるようになるまでには、およそ五年の月日が必要でした。

## 私に障害があっても、ひとりの人間として接してくれた妻

障害があるということは、何も変えられない、何もできることがないということではないと思います。私の経験上、できないこともありますが、少しずつでも変えられることがありました。

しかし、うまくいかないことをすべて障害や他者のせいにするのではなく、自分にもできることがあると思うことは勇気が必要でした。

**障害のために変えられることと変えられないことを見極め、恐る恐るでも少しずつ自分を変えていく。**

これを繰り返しながら、段々に過大評価も過小評価もせずに障害を認め、自分の生き方を選べるようになっていきました。これが私にとって、障害を受け入れるということだったのだと思います。

私に障害があっても、見限ることも否定することもせず、妻が変わらずひとりの人

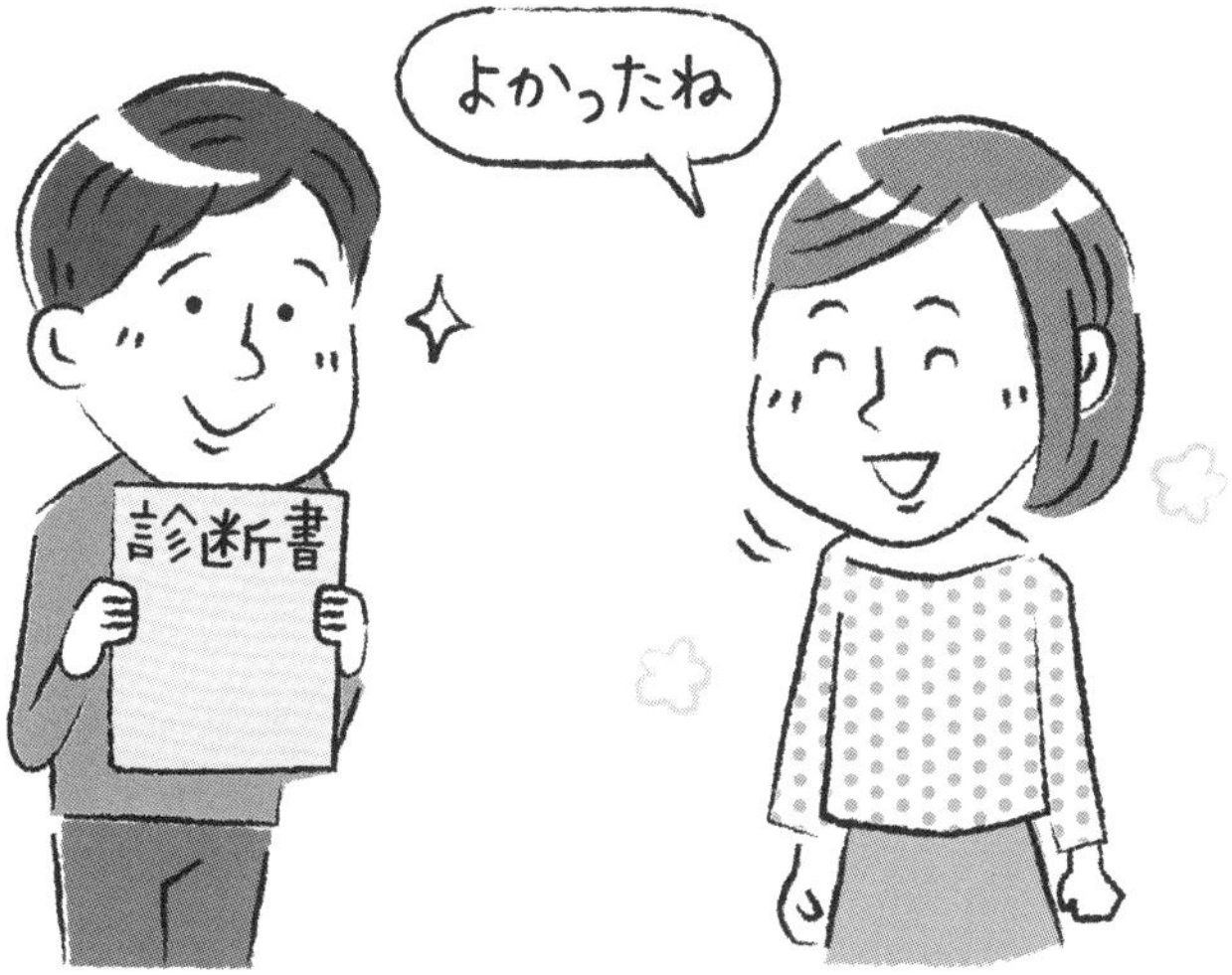


間として接してくれたことは、私に障害を受け入れる勇気を与えてくれました。
一方で、障害があることを打ち明けると、私と距離を取り、腫《は》れ物に触るように接し方を一変させる人がいました。
私の両親には、障害があることを強く否定されました。障害を持っていることが不幸であり恥ずかしいことだという前提があるから、否定するのだと思います。

診断後、妻が「よかったね」と言ってくれたことを覚えています。
妻の、その言葉を聞いて、障害を持っていても変わらず私の存在と意志を認めてくれていること、そして診断をきっかけに問題を解決したいと思う私の気持ちを汲んでくれていたのだと感じました。

妻が私の存在と意志を認めてくれていたことが、私が自身の障害を認め、受け入れることを後押ししてくれたと、今でも感謝しています。

## お互いの価値観をすり合わせながら徐々に安定した生活へ

障害を受け入れながら、私たち夫婦は意味のある対話を重ね、さまざまなすれ違いに気づくことができました。

たとえば、私と妻の間に問題が起こったとき、妻が、問題解決や原因究明よりも、まずは夫である私の感情を受け止め、返すことを大切にしていることを知りました。

妻から、雑談は無意味なものではなく、お互いの共通点を語り合うことにより、仲間であることを確認し、距離を縮める行為なのだということも学びました。

一つずつすれ違いを明らかにしていったあと、生きる上での最優先事項をすり合わせ、「家族全員が、現在、そして将来にわたって幸せを感じながら生きていくこと」と目標を書き留め、妻もそれに同意してくれました。普通なら暗黙のうちに共有できることを明文化し、書き留めておくことは、私たちにとって効果的でした。

妻との対話は、仕事上の気づきにもつながりました。情緒的な判断が重要な決定に強く影響を及ぼすということ、顧客（雇用主）の望みに基づいて優先順位をつけ、限られた時間を有効に使う必要があり、自分のこだわりに基づいて仕事をするものではないと認識するようにもなりました。

互いの違いを理解して価値観をすり合わせ、一つひとつ問題に対処してきたことが、現在の安定した夫婦生活につながっているのだと思います。

障害のために諦めたこともたくさんありましたが、今では互いにわかり合い、互いの信頼を感じながら幸福な日々を過ごしています。

この「風変りな人生」を笑顔で一緒に歩んでくれている妻には、感謝と愛情を、私なりの伝え方で、一生かけて少しずつでも伝えていけたら、と思っています。

# 夫の受診を願うカサンドラたち

## 夫の診断は絶対条件ではない

夫の受診を願うカサンドラな妻たちも少なくありません。理由としては、次の二点を多くのカサンドラが挙げています。

### 妻側の訴えに説得力を持たせたい

妻の苦労や困難について、周囲の理解が得にくい場合に、夫の受診、そして診断が、妻の訴えの裏づけとなることの期待から。

## 夫が変化することへの希望を抱いている

妻の訴えに耳を傾けようとしない夫の場合、夫が受診をして、専門家である医師の口から話を聞くことで、自身の言動を振り返ってくれるのではないかとの期待から。

受診と正確な診断は、本人の自己理解、周囲の理解につながる可能性があります。その後の医療機関などでの医師、カウンセラーといった専門家による継続的サポートを受けることにより、夫は自己理解を深め、行動の変化につなげていくことができますし、妻も含め周囲は、発達障害特性への理解、そして、特性を持つ夫へのかかわり方を学ぶことができます。

その結果、互いに、相手の言動から受けるストレスが軽減され、夫婦の関係改善につながることが期待できます。

診断はゴールではありません。ここから今後の本人の生き辛さの軽減、夫婦のよい関係づくりが再スタートします。

問題を夫婦や家族のみで抱えずに、専門家のサポートを受けつつ、ゆっくりと歩んで解決していきましょう。

繰り返しますが、その歩みの際には、「よい関係づくり」に向けて、夫と妻が手を携えて進むことが大切です。

## 夫の受診がマイナスになることも

相談にお見えになる方のカウンセリングを行っていると、精神科の受診に抵抗感を持つ方や、「発達障害」に対して偏見を持つ方が多いこともあり、妻が勧めても夫が受診を了承しないケースが少なくありません。

「あなたは発達障害だと思う。病院へ行って！」と夫に言っても、その気にならないばかりか、逆に反発する可能性が高いでしょう。

まずは、妻が悩んでいる夫の言動と変わってほしい点を、具体的に夫に伝えてみましょう（具体的な伝え方については、82ページを参考にしてください）。

夫が妻の話に反発せず耳を傾け、変わろうと前向きに努力してくれるならば、受診をしなくても、ふたりで関係改善に取り組みやすいと思います。

経過を見て思うようにいかない場合は、専門家のサポートを受けることも提案の一つとして、夫に医療機関の受診を勧めてみましょう。

そもそも、妻の話に聞く耳を持たない夫の場合、受診動機を持たせることは難しいかもしれません。

妻が受診動機のない夫を受診させた結果、診断がおりなかった場合に、「妻に発達障害と決めつけられたことへの不快感」から、関係性がさらに悪化するケースがあります。

また、診断がおりた場合でも、「自分は発達障害なのだから、周囲が自分の特性に合わせた対応をすべき」と夫が主張し、「よい関係づくり」に背を向けてしまうケースが見られます。

このことからも、**本人の動機がない受診はおすすめできません。**

# よい夫婦関係を保つためのヒント

## 夫の「世界」を認める

特定の趣味に集中し、妻や子どもとの約束を忘れてしまう夫。ひとりでいることを望む夫。会話をしない夫……。

このような夫との暮らしが続き、夫婦であるのに「ひとり」でいるような感覚に陥る妻は多くいます。

カウンセリングの場面で夫に尋ねると、妻や家族をないがしろにしている意識はなく、「興味のあることに熱中しているだけ」「ひとりでいることがラクなだけ」「会話をしなくても妻と同じ空間にいるだけで落ち着く」「妻のことを大切に思っているの

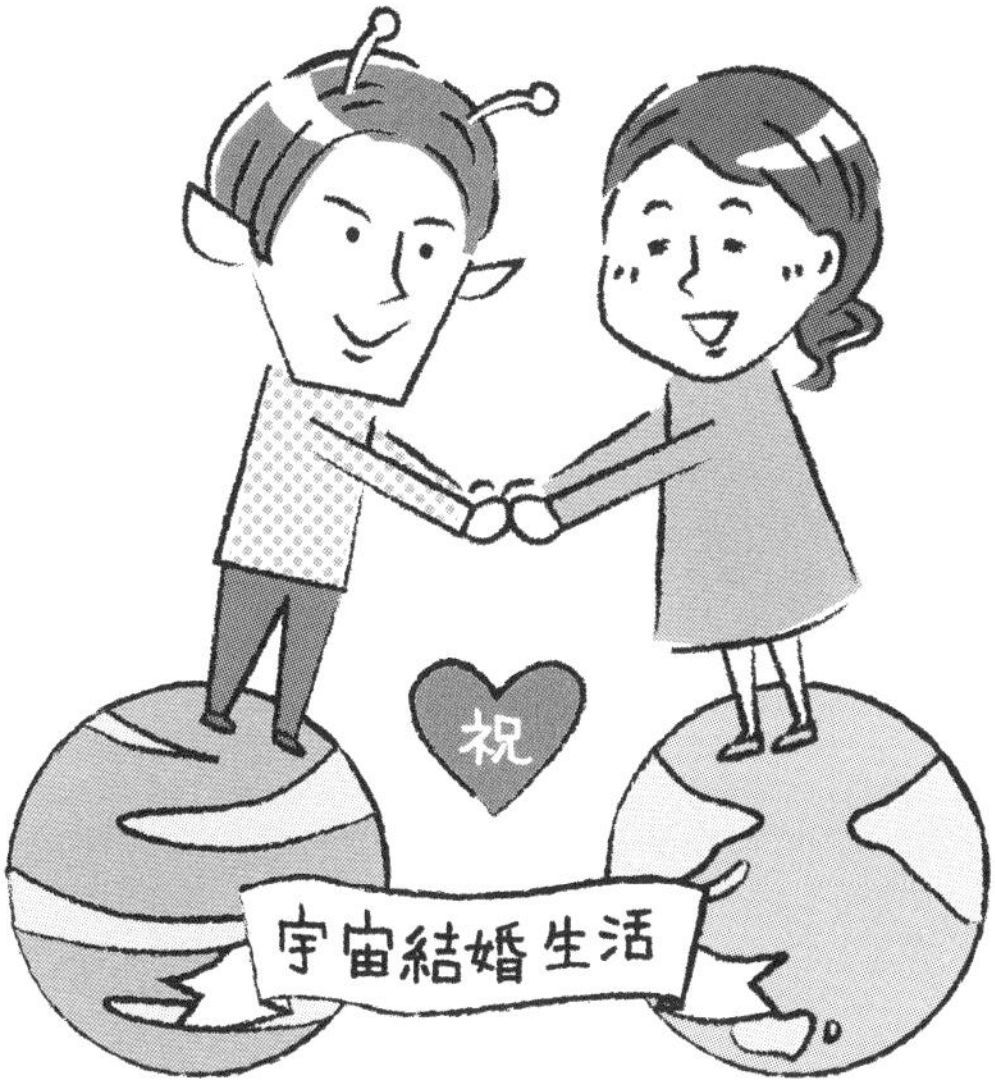


に、なぜ自分が好きなことをしてはいけないのか」と語られることが多いのです。妻は、夫のその発言を「言いわけ」と受け取り、呆れ、疑心暗鬼になり、悲しくなって、やがて怒りを抱くことになります。

妻の価値観や常識で、夫の言動の意味を解釈することは、ふたりのよい関係づくりへの可能性を閉ざします。

多くのカサンドラは、夫を「まるで宇宙人！」と表現します。

それはある意味において「事実」であり、妻と夫は「違う世界に生きている」ことを出発点にして、ふたりの関係づくりに取り組むことが基本となります。

その場合、お互いが向き合い、相手の「世界」を理解し、認めようとする努力が必要です。その努力の結果、国際結婚ならぬ幸せな「宇宙結婚生活」を送っているカップルもいるのです。

「お互いが向き合う」ことは、よい関係を築くために外せない要素です。どちらか一方のみが努力をしても、いつかは疲れ果ててしまい、幸せな「関係」を手にすることは難しいでしょう。

## ふたりで楽しめる趣味を持つ

カサンドラの妻は、夫婦での「分かち合い」を求める傾向があります。

ただし、発達障害特性のある夫と「多く」を分かち合うこと、そして、妻が求める分かち合いの「質」を得ることは難しいかもしれません。

しかし、希望を捨てることはありません。発達障害特性のある夫と、趣味の時間を共有する（分かち合う）ことで、心地よい関係を続けているカップルもいます。

あるカップルは月に一度、共通の趣味である絵画鑑賞のため美術館を訪れると決めています。美術館でのふたりのひとときを持つことで、妻がこれまで感じていた、自室にこもりがちな夫への「不満」は「受容」に変化したそうです。

## 夫に限定せず、信頼できる他者とゆるやかなつながりを持つ

人は人とのつながりのなかで生きていくものです。

しかし、一つのつながり（関係性）に固執、依存している場合、その関係がうまくいかないと、不安が強くなったり、その関係性が健全ではなくても、変化を試みたり、解消することが難しくなります。

夫とふたりで楽しめる趣味や興味を持つことのほかに、夫以外の人と楽しめる時間を持つことをおすすめします。友人、趣味の仲間など、複数のゆるやかなつながりを持ってみるとよいでしょう。

**「広がりのある人間関係」を持つことにより、それまで心の多くを占めていた「夫との関係に満たされない」感覚が減少していくこともあります。**

夫との関係に満たされない理由の一つとして、「夫から共感を得にくい」と多くの

カサンドラが語っています。

発達障害のうち、自閉スペクトラム症の人は、相手の立場に立ち、気持ちを想像するのが苦手と言われています。

そのような夫を持つ妻が、感情面での共有ができる友人を意識的に持つようにした結果、夫に対して共感を求める気持ちが弱まり、夫婦関係が改善されたケースもあります。

夫婦関係がどうしても煮詰まってしまいそうなときは、セルフヘルプグループに参加し、その気持ちをカサンドラの仲間たちと共有している妻もいます。グループにつながることで「自分だけじゃない」「気持ちがラクになった」と多くのカサンドラが語っています。

**「夫婦だけ」「ひとりだけ」で抱えていると、孤立し、パンクする可能性が高くなります。**

よい関係を保っている多くのカップルは、他者とのつながりを持っています。

特定の個人に限定（依存）せず、信頼できる他者とのつながりを持つ。

特に発達障害特性のある夫を持つ妻において、それは疲弊し、燃え尽きることを回避するために必要な智恵でもあるのです。

## マニュアル通りにはいかないと意識する

あなたと夫の関係性は世界に一つだけ。

ほかのカップルに有効だった方法が、あなたと夫の関係性にも有効とは限りません。

先に記したヒントは、すべてのカップルに有効ではありません。インターネットで得た情報も同様です。

あくまで参考にしていただき、自分たち夫婦に合った方法を見つけていただけたらと思います。

また、専門家から、あなたと夫の関係性についてのパーソナルなサポートを受けることも、賢明な選択であると思います。

その場合、発達障害への知識もさることながら、カサンドラ症候群への理解と、ふたりに対する寄り添いの心を持つ専門家を選ぶことが重要です。

## がんばりすぎない

がんばりすぎていませんか？

一方的な努力に疲れていませんか？

自分の限界を超えた努力は「自己犠牲」であり、幸せから遠ざかることでもあります。

実践する「べき」と、自分に義務や責任を課すことはやめましょう。

重荷に感じてしまわないように気をつけてください。

難しく感じたら、行き詰まる前にいったん立ち止まりましょう。

**「よい夫婦関係」の前提となるのは、「自分を大切にする生き方」**であることを意識しましょう。

# 望んでいること・してもらいたいことは言葉で伝える

## 言わなければ相手に伝わらない

「夫が察してくれない、気にかけてくれない」と嘆くカサンドラは少なくありません。妻が風邪気味で体調が悪く横になっていても、夫は「大丈夫？」と声をかけるどころか「夕食はまだ？」と催促してくる……。

おまけに、「具合が悪いので、夕食の支度ができないから、お弁当を買ってきて」と頼んでも、自分のぶんしか買ってこない。

妻が子どもの面倒に追われ忙しそうにしていても、「手伝おうか？」ではなく、ひとりでゲームを楽しんでいる、など……。

カサンドラから語られる、この手のエピソードには事欠きません。

夫に発達障害特性がある場合、暮らしのなかでこのような場面が度重なることも多く、「そのぐらいわかってよ！」と妻の苛立ちは募っていきます。

そして妻のなかで、夫から大切にされていない感覚が強まった結果、夫婦関係は円滑さを欠くようになります。

夫に発達障害特性がある場合、他者の立場で感じたり考えたりすることが難しい方も多いので、**必ずしも妻をないがしろにしたり、悪意があっての行動とは限らないとの視点を持つことも大切**です。

「言わなくてもこのくらいはわかるはず」ではなく、してもらいたいこと、してほしくないことを、夫に「明確に伝えていく」ことが必要なのです。

## 伝え方の工夫

発達障害特性のある夫に伝えるときのコツは、次の五つです。

**❶ 具体的に伝える**
**❷ 伝えることは一つにする**
**❸ 夫が落ち着ける環境で伝える**
**❹ 文字で伝える**
**❺ 冷静に伝える**

これらのことに気をつけると、夫も耳を傾けやすく理解がしやすいと思います。
それでは、一つひとつ解説します。

## ❶ 具体的に伝える

「事実」と「要望」を具体的に簡潔に伝えましょう。

〈ケース１〉
夫が帰宅したとき、熱があり、顔が赤く、元気なく横になっている妻を見て、「妻は体調が悪いのだ」と気づかない夫。
食事の支度が難しいと感じ、夫に夕食のお弁当を買ってきてもらいたい妻。

妻「私は風邪気味で身体がだるく夕食の支度ができないの（事実）。あなたと私のぶんのお弁当を二つ買ってきてもらえるかしら（要望）」
夫「そうだったんだね。大丈夫？　お弁当二つ買ってくるね」
妻「私は食欲がないので（事実）、私のぶんは野菜サンドウィッチ一パック買ってきてね（要望）」
夫「わかったよ。君は野菜サンドウィッチ一パックだね」

夫は、気がつかないだけなのです。妻の状態を伝えれば、状況を理解し、妻を案じ、行動を取ることができるのです。
気がつかないことに対し、「なぜ気づかないの！　ふつうはわかるわよ！　私のことを大切にしていないの!?」と訴えても、夫は困惑し、どのように対処したらよいのかわからず頭を抱えてしまうでしょう。

## ❷伝えることは一つにする

一度に多くのことを伝えると、負荷がかかり情報を消化できないことがあります。

「具合が悪いからお弁当買ってきて！　そのあと、お風呂洗ってね。

ああ、のどが渇いた、お弁当買いに行く前にお水一杯ちょうだい。

明日、病院行ったほうがいいかな？　近くの○○病院は、近所の奥さんが不親切って言ってたんだけど、あなたどう思う……？」

このような伝え方をした結果、夫がパニックになって家を飛び出したり、「うるさい！」と叫んだり、黙り込むなどのケースを多く聞きます。

## ❸夫が落ち着ける環境で伝える

感覚が過敏で、周囲の音や明るさ、臭いなどが気になる、興味の対象が他にあるなどの場合、妻の話に集中できないこともあります。

子どもが寝たあとの時間を設定する、テレビを切る、照明を落とす、スマートフォンを別の部屋に置くなどしてみましょう。

また、「○時から△△分間」と時間の枠を設定することで、妻との時間に集中できる夫もいます。

夫が落ち着いて話を聞くことができる環境を設定することも、大切な要素です。

## ❹ 文字で伝える

発達障害特性があると、顔の表情を読むことが苦手なゆえに、対面での会話にストレスを感じる場合があります。耳から入ってくる言語と表情理解の同時処理を求められるので、負荷がかかるのです。

また、発達障害特性がある人は、耳からの情報よりも、視覚情報を理解しやすい傾向があるとも言われています。

伝えるツールとして、手紙、メール、ラインなどを活用してもよいでしょう。伝えたことに対し、返事が欲しい場合は、期限を決めて、その旨を伝えましょう。

## ❺冷静に伝える

発達障害特性がある人には、同じことを何度も繰り返し伝えていく必要があるかもしれません。

また、夫が集中して聞くことができる場を設定したとしても、気がそれやすかったり、じっとしているのが苦手などの障害特性がある場合、途中であくびをしたり、きょろきょろしたり、足をぶらぶらさせたりするかもしれません。

そんなとき、妻は苛立ち、口調が強まることもあるでしょう。

しかし、その妻の状態を見た夫は、自分は怒られている、責められている、嫌われている、どうしていいかわからない……と感じ、石のように黙り込んだり、その場から逃げ出すこともあります。

妻は、このことを特性の一つとして受け止め、あくまでも冷静に対応する努力が必要となります。

# 第3章

別居

# 別居することで手に入る穏やかな夫婦生活

# 別居という新しい夫婦のカタチ

## 心の安定を取り戻せるのなら別居も悪くない

発達障害特性のある夫と顔を合わせる回数が多いと、振り回されて嫌な思いをしたり、ついイライラして夫婦間での言い争いが多くなることもあるかと思います。

そうした場合、少し距離を置くことで、ストレスや口論を減らせることがあります。

「別居なんて自分の我慢が足りないだけなのでは……」と思われる方もいらっしゃるかもしれませんが、**結婚しているからと言って、必ずしも同居しなければならないわけではありません。**

心の安定を取り戻せるのであれば、別居も悪くはない方法です。

夫と一緒に生活できない自分に罪悪感を感じることはないのです。

## 別居にもさまざまなカタチがある

ひとくちに「別居」と言っても、さまざまなカタチがあります。

今からご紹介する夫婦のケースにもありますが、家庭内別居のカタチ（93ページ・Bさんの例）があれば、住まいを分け、たまに様子を見に帰るカタチ（117ページ・Cさんの例。133ページ・Dさんの例）もあります。

この本では取り上げませんでしたが、夫から婚姻費用（※）の支払いを受けながら、夫婦が顔を合わせることなく別居しているケースもあります。

たとえば家庭内別居をする某家族は、それぞれに自室を持ち、それ以外のリビングとキッチン、サニタリーエリアを共有スペースとして使っています。


（※）居住費や生活費、子どもの学費などの費用のこと。

基本的に家事は妻が担当し、食事に関しては時間が合えば家族で、妻が不在の場合は各自で済ませています。

食事のとき以外、夫は自室にこもっているため、リビングはほぼ妻と子どもとで利用しているそうです。

そのほかに、家事を分業し、食事も別にしている家庭内別居のケースもあります。

いずれにしろ、どのようなカタチがよいのかは夫婦によって違います。

ほかの方のケースを参考にしつつも、比べることなく、自分が穏やかに暮らせる夫との距離感を見つけてみてください。

では、別居生活を選択した夫婦のケースを三つ見てみましょう。

別居ケース1

# 夫は無口で受け身のイエスマン。不満とさみしさが募る妻（五〇代）

夫の特徴　無口。まじめ。自発的に行動しない。従順で意志がないロボットのよう。出産後は妻とのセックスに無関心。周囲からは「まじめでやさしい夫」と思われている。アスペルガー症候群（受動型・孤立型）。

## 穏やかで包容力のある彼とだったら、幸せな家庭が築けそう…

Bさんと夫は職場の同僚でした。無口で真面目、仕事をコツコツこなす彼に、好感を持っていたBさん。

退社するタイミングが同じになったとき、「一緒に夕食でもどうですか?」と声をかけたのはBさんでした。

Ｂさんの話を、口を挟まずじっくり聞いてくれた彼に、Ｂさんはさらに好感を持ちました。

その後も、Ｂさんから声をかけ、会社帰り、一緒に夕食をとることが増えました。

Ｂさんは、会社での悩みや、うまくいっていない両親との関係の悩みを彼に打ち明けるようになりました。アドバイスなどはありませんでしたが、悩みを黙って聞いてもらうことで、Ｂさんの心は軽くなりました。


Ｂさんの両親は、Ｂさんが幼い頃から仲が悪く、口喧嘩が絶えませんでした。母親は夫（Ｂさんの父親）への不満をＢさんにこぼし、「あなたがいなければ、とっくにお父さんとは離婚していた」と言うのでした。

父親は家にいたくなかったのか、会社からの帰宅時間は遅く、休みの日もほとんど家にいませんでした。

Ｂさんには、家族で楽しく出かけたり、あたたかい家族団らんの記憶はありません。

そんなＢさんは、実家にいることが苦痛で、就職を機にひとり暮らしをしたいと考えていましたが、母親に話すと「結婚するならともかく、ひとり暮らししたいからという理由で、私ひとりを置いて出ていくのか」と責められました。

こうした実家の悩みは恥ずかしく、今まで誰にも打ち明けることができなかったBさんでしたが、彼には安心して打ち明けることができました。

穏やかで包容力のある彼とだったら、幸せな家庭が築けると感じたBさん。早く実家から離れたかったこともあり、Bさんから「結婚しない？」と言ってみたところ、「いいですよ」と彼。Bさんは飛び上がるほど嬉しかったそうです。

## 夫の言動に気になる点が目立つように

ともに暮らし始めてすぐに、Bさんは彼に違和感を覚えました。

話しかけるのは、いつもBさんから。

「休みの日どこにでかける？」とBさんが話しかけると、彼は「どこでもいい」と答えます。

でかけても、ひとりでスタスタ先に歩いて行ってしまうこともあります。

映画を観に行ったあと、Bさんが話す感想を聞くだけで、彼が話すことはありません。

家にいるときは、ひとりで自分の好きなテレビを観ていたり、趣味のカメラをいじったりしています。

ある日、ふたりで外出したときに、彼は写真を撮り始めました。

しかし、Ｂさんにカメラを向けることは一度もなく、風景を撮影し続ける夫にさみしさを感じたＢさんでした。


食卓でも夫は無言です。Ｂさんが一生懸命つくった手料理に対し、何も言わず、ただもくもくと食べています。

「おいしい？」と尋ねると、いつも「はい」と答えます。その答え方をＢさんは、ロボットのようだと感じました。


新婚旅行のときに、セックスはありましたが、それ以降、彼から求めてきたことはありません。

仕事で疲れているのかなと気遣うＢさんでしたが、子どもが欲しい気持ちがあり、夫に「子どもはどうするの？」と質問したところ、その場で口を閉ざし、返事はありませんでした。

それでも、Bさんのほうから働きかけ、何度かセックスをした結果、妊娠。夫に妊娠を伝えると、表情を変えず「そうですか」と言っただけでした。

妊娠を機に、Bさんは会社を辞めました。自分に自信が持てず、人付き合いが苦手なBさんは、専業主婦になることが夢だったのです。

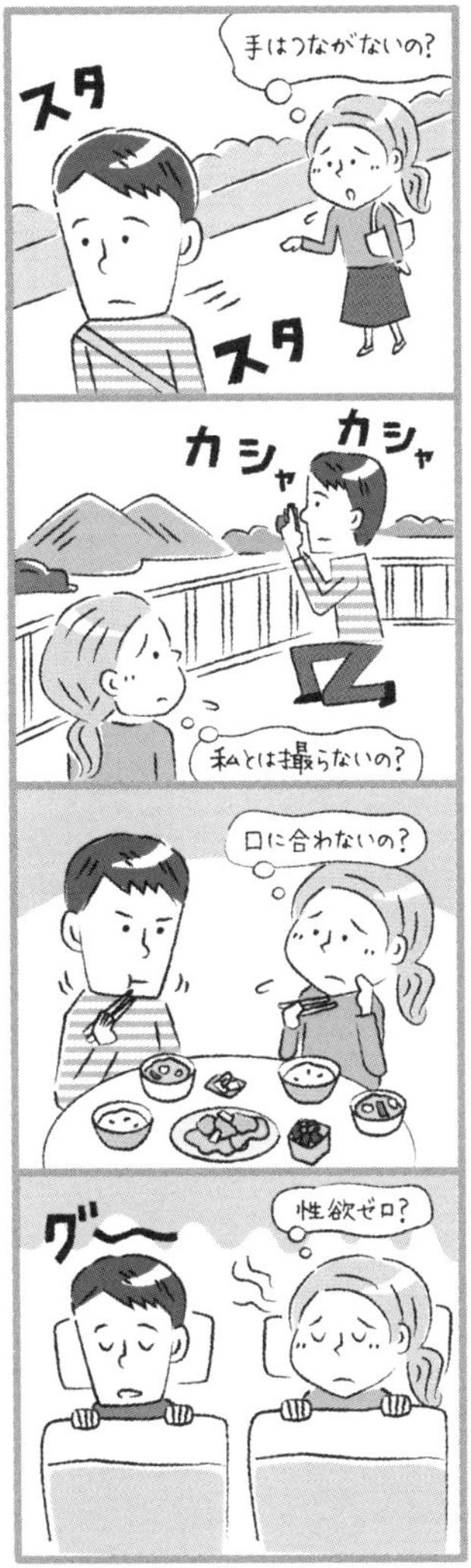
スタ
手はつながないの？
スタ
カシャ
カシャ
私とは撮らないの？
口に合わないの？
グ〜
性欲ゼロ？

夫の行動に気になる点はありましたが、真面目に会社に行き、お給料はすべてBさんに渡し、ギャンブルも派手な遊びもしない夫に、「まあいいか」と、この時点では思えたBさんなのでした。

## 出産日当日の夫の行動に唖然

出産日が近づいてきたある日、Bさんは自宅で破水しました。

慌てて夫に「タクシーを呼んで」と頼むと、趣味である写真のネガフィルムの整理をしていた夫は「これが終わるまで少し待ってて」と言うのです。

この緊急時に、自分の趣味を優先する夫に驚いたBさん。

「赤ちゃんに何かあったらどうするの！」と大きな声をあげたら、夫は固まってしまいました。

仕方なく自分でタクシーを呼んだBさん。

タクシーが到着しても、夫は、用意してあった入院セットをタクシーに運び込むこともせず、その場で何をしていいのかわからない子どものようにうろうろしています。
Bさんが指示を出すと、「はい」と言って、やっとタクシーの運転手に入院セット
を手渡しました。
しかし、Bさんに対して「大丈夫？」の声掛けはありません。
タクシーに乗り込むBさん。当然ながら夫も一緒に病院へ向かうと思っていたBさ
んでしたが、荷物を運転手に渡したあと、夫は家に入ってしまいました。
唖然としたBさんでしたが、初めての出産、しかも破水した不安から、夫に声をか
ける余裕もなく、ひとり病院に向かったのでした。

Bさんは無事出産。
出産後、病院からの連絡を受けて病院へやってきた夫でしたが、Bさんに対する声
掛けはなく、赤ちゃんを無表情で眺めています。
不安になったBさんが「かわいいでしょ？」と尋ねると、「はい」とロボットのよ
うに答えた夫。
「初めて父親になったのだから戸惑っているだけなんだ」と自分自身に言い聞かせた

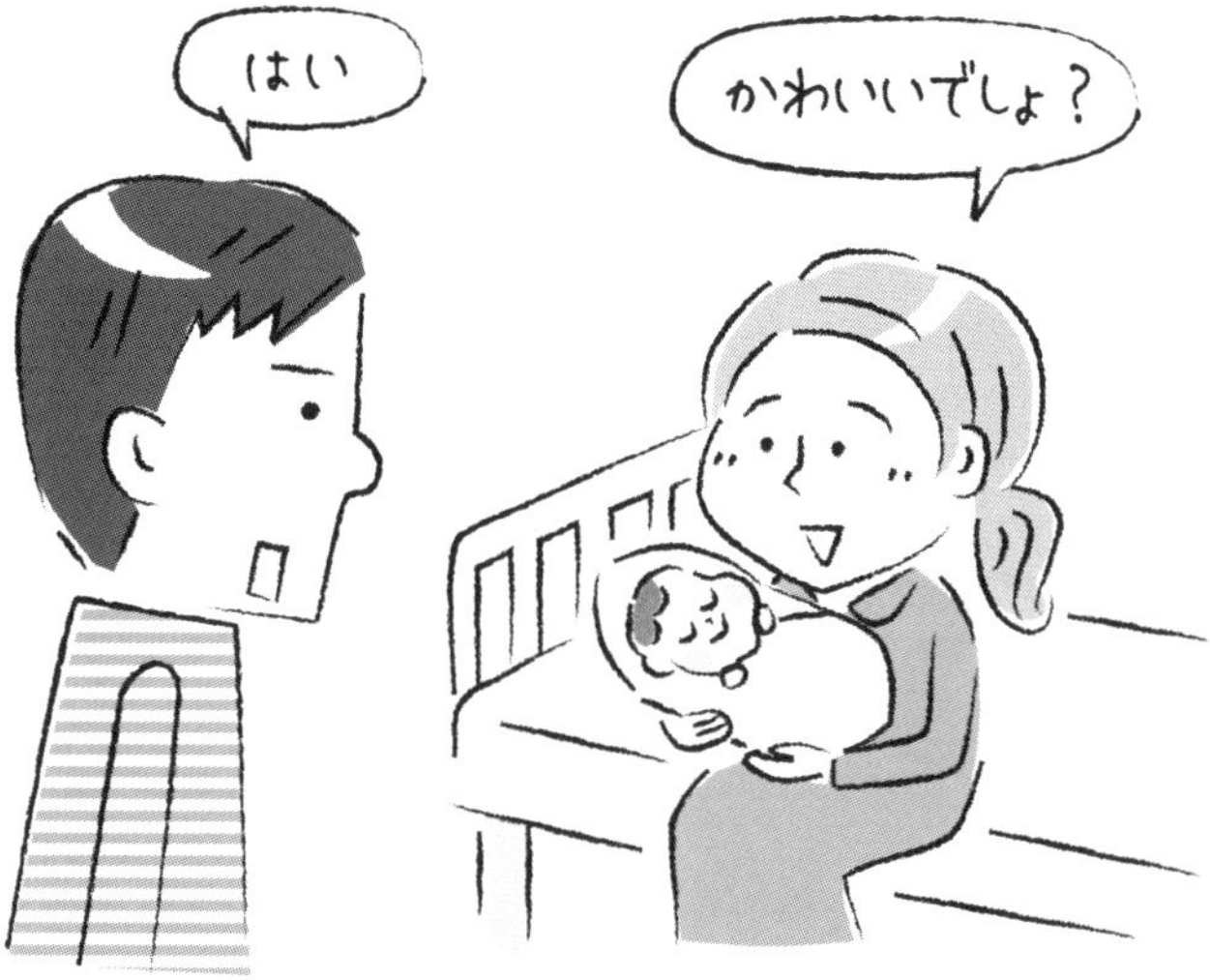


Bさんなのでした。

## 慣れない育児にひとり奮闘

実家を頼ることができないBさんは、退院後ひとりで、慣れない育児に四苦八苦していました。

しかし、夫は出産前と変わらぬ態度で過ごしています。

仕事から帰宅すると、「ただいま」以外にBさんに話しかけることもなく、好きなテレビを観ていたり、お腹が空くと、ちょこんと食卓テーブルの椅子に座っています。

Bさんが、「お風呂に入れて」「ミルク

をつくって」と頼むと、素直に「はい」と答えてやってくれるのですが、自発的な行動がありません。

また、「寝返りをうったの」「ハイハイをしたの」と夫に報告しても、「そうですか」と答えるだけで、子どもの成長を夫と一緒に喜ぶ感覚が持てません。

やってくれるのだから感謝しなければ、と思う反面、自発的に行動しない夫に苛立ちを覚え、同時に、Bさんと赤ちゃんに関心がないような態度を取る夫に、さみしさを感じるようになりました。

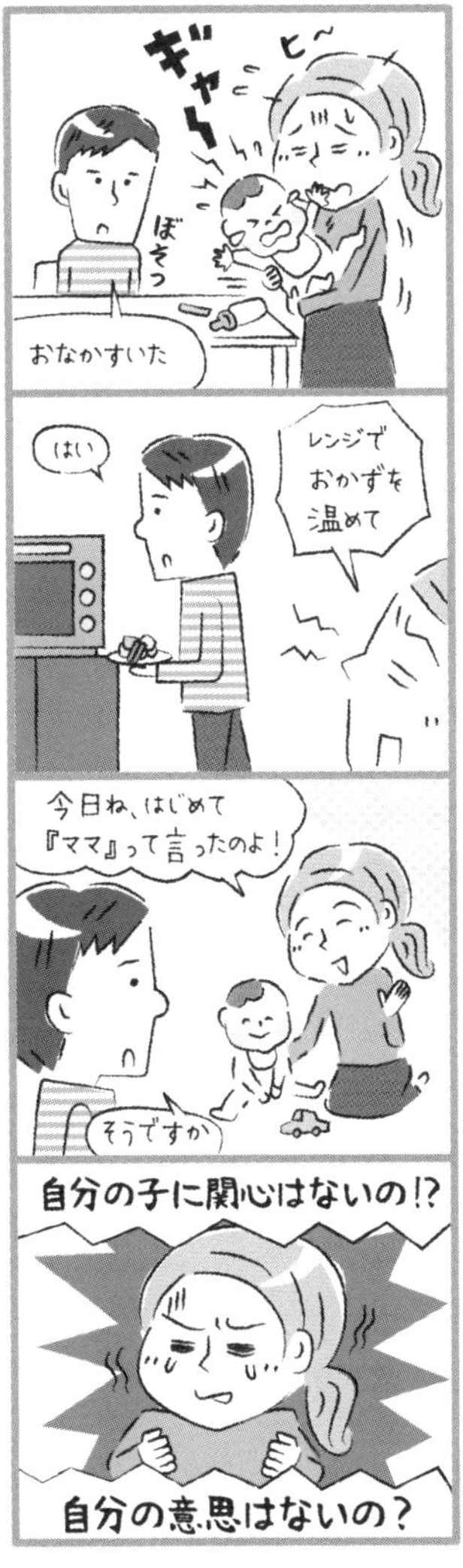
ギャ〜
ヒ〜
ぼそっ
おなかすいた
はい
レンジでおかずを温めて
今日ね、はじめて『ママ』って言ったのよ！
そうですか
自分の子に関心はないの!?
自分の意思はないの？

## 石のように固まってしまった夫

家庭生活を送るうえで、夫と相談して決めていきたいことがあるのですが、いつも明確な答えは得られず、決めるのはBさんです。

ある日のこと、Bさんは体調がすぐれず、夕食の支度を負担に感じました。

そこで、帰宅した夫に、「お弁当屋を買ってきて」と頼んだところ、いつものように「はい」と素直に答え、出かけていきました。

しかし、帰宅した夫の手には、夫ひとりぶんのお弁当しかありませんでした。

腹が立ったBさんが、「なんで自分のぶんしか買ってこないの⁉」と叫んだところ、夫は無表情になり何も答えません。

不満やさみしさが積み重なっていたBさんは、堰《せき》が切れたように今までの不満を夫にぶつけました。しかし、夫は黙っています。

「なんであなたから話しかけてこないの？　なんで自分から動こうとしないの？」

夫は答えません。

「何でもいいから！　一言でいいから答えて！　難しい質問じゃないでしょ？」

夫の目からは色が失せ、まるで石になってしまったかのようです。

我慢の限界に達したBさんは、気がつくと「何か言って！」と泣きながらこぶしで夫の背中を叩いていました。

夫は微動だにしません。

そして、ぽろっと「ふたりぶん買って来いとは言わなかった」と口にしたのです。


このことがあってから、Bさんは夫との関係を深く悩むようになりました。

子どもが生まれてから夫とのセックスは一度もありません。

出産前も、夫から求めてくることは一度もなかったのですが、それでもBさんから働きかければ、淡泊でしたがセックスはありました。

ところが出産後は、Bさんから働きかけても「家族だからその気になれない」と夫は応じなくなりました。

会話は、あいさつと事務連絡程度。一緒に暮らしていても、夫婦や家族という感覚を持てない日々が続きました。

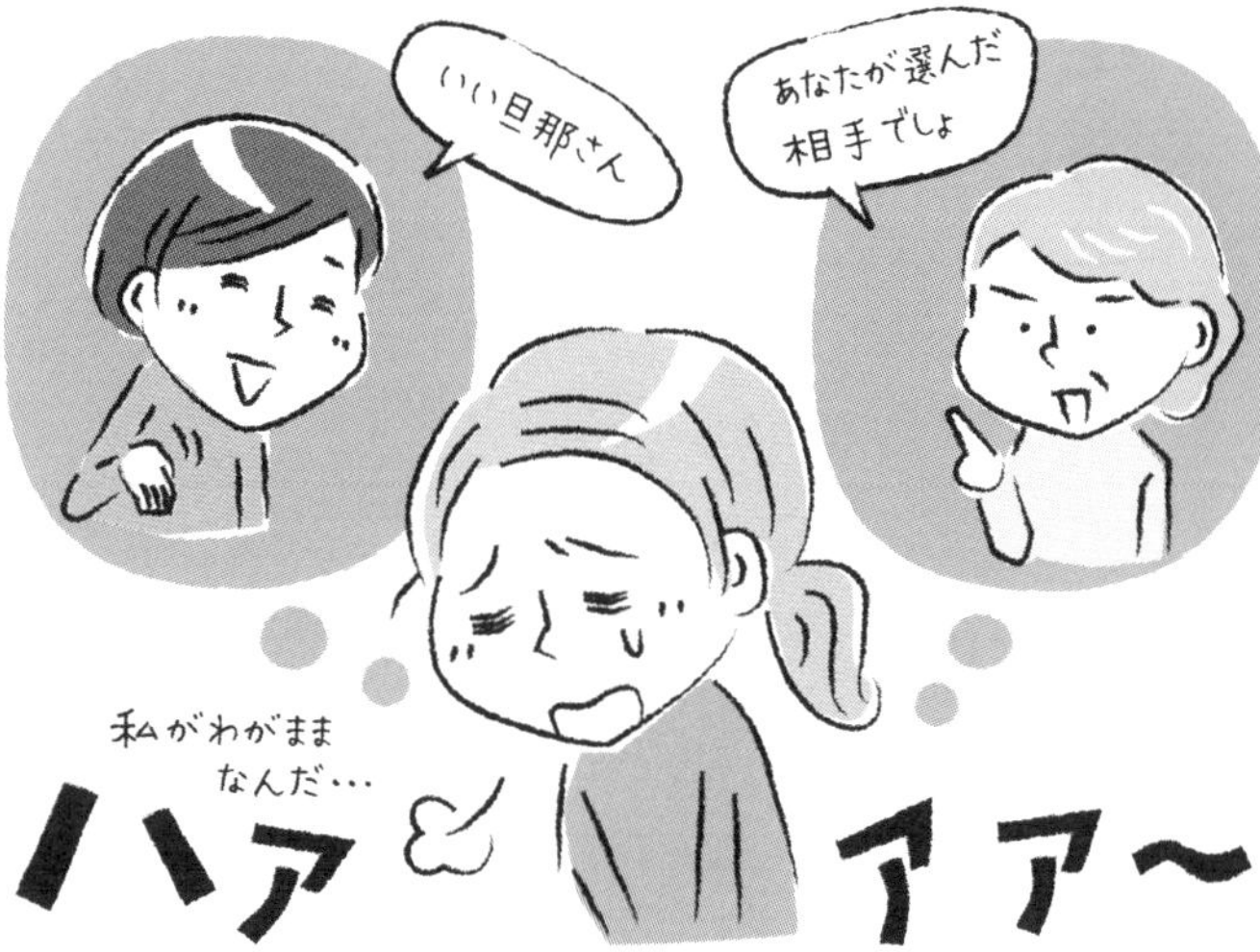
いい旦那さん
あなたが選んだ
相手でしょ
私がわがまま
なんだ…
ハア
アア〜

## 人に相談しても悩みをわかってもらえない…

誰に相談したらいいのかわからず途方に暮れたBさんは、近づきたくない実家でしたが、母親に相談をしました。

すると、「あなたが選んだ相手でしょ」と突き放され、わかってもらえないさみしさを感じるとともに、選んだ自分に責任があるのだと自責の念にかられました。

友人らに相談したところ、「真面目で、お給料も稼いで入れてくれるし、いい旦那さん」「男は基本的に無口」「頼めば、やってくれるんでしょ。うちの夫なんかやってくれないこともあるわよ。あなたぜいたくよ」と言われたBさん。やはり悩みをわかってもらえません。
「私がわがままなんだ。そもそも自分は夫を愛していたのか？　実家から逃げ出すために夫を利用したのではないか？　それを夫が感じていて、私に冷たいのでは……」と、Bさんは自責の念がますます強くなるのでした。

人に話しても傷つくくらいならば、ひとりで抱えていこうと、あるときBさんは決意しました。

そして、一緒に暮らしていても、ひとりでいるような感覚なのだからと、夫と自分の部屋を別にし、夜は自室で過ごすようにしたのです。

## 将来への不安と自己否定感が強まり不眠状態に陥る

結婚してから十数年がたった頃のことです。夫は管理職になり、それからしばらくして、会社を休みがちになり、自室にこもるようになってしまいました。

夫からはBさんに何も説明がありません。

気になったBさんは、夫の入浴中、夫の部屋を覗いてみました。

すると、薬の袋が目に留まりました。なかに入っていた錠剤の名前をチェックし、インターネットで調べたところ、それは、うつの薬でした。

驚いて夫を問い詰めたところ、「部下から責められる」としか言いません。

しばらくして、夫は管理職を解かれ、子会社に出向しました。

その後は、出社していますが、年収がダウンしてしまいました。


幼い頃から自分に自信が持てず、ノーと言えないBさんは、OL時代、仕事を押しつけられ、ひとりで残業していたりすることがありました。

聞きたくもない同僚の悪口に付き合ったりと、人といると疲れることも度々でした。

念願の専業主婦になり、ラクになるかと思いきや、夫との暮らしのなかでさらに自己肯定感が低下し、今度はママ友たちとの付き合いに四苦八苦。

これから教育費にお金がかかることが予想されるなか、夫の年収減に危機感を抱いたBさんは、そのぶんを補おうと、意を決してパートタイムで働くことにしました。

しかし、案の定、OL時代と同じことが起こり、追い詰められたBさんは、三カ月後に退職。そこから、将来への不安と自己否定感が強まり、不眠状態に。身体がだるく、気持ちが落ち込むようになりました。

精神科を受診すると、睡眠導入剤を処方され、薬の力でようやく眠れるようになりました。

## セルフヘルプグループに参加したことで気持ちがラクに

二〇年近く、晴れやかな気持ちがない暮らしを送ってきたBさん。

あるとき、テレビをぼんやりと見ていたら、夫とそっくりなエピソードがいくつも紹介されていました。

驚いたBさんは息を呑み、テレビに見入りました。その番組は「発達障害」をテーマにしたものでした。

「もしかして夫は発達障害？　それならば夫の不可思議な行動の説明がつく……」

Bさんは腑に落ちる感覚と同時に、「生まれつきの特性なので、それ自体は治らない」との解説に動揺しました。

番組を見終わったあと、「夫は変わらない。いや変われない。変わるのを求める私がやはりいけないのだ」と思うと、気持ちが深く落ち込み、家事もままならなくなってしまいました。

かかりつけの精神科を受診したところ、「うつ状態」と診断されました。

夫とのことを医師に話したところ、もしかしたら「カサンドラ状態」かもしれないと、セルフヘルプグループを紹介され、恐る恐るミーティングに参加したBさん。

そこで自分と同じ体験をしている方々と出会い、「そうそう！」「わかるわ！」「今までつらかったね」という共感を得ることができ、孤独感が和らいで気持ちがラクになりました。

その反面、夫の借金やアルコール依存症に悩んでいて、自分よりも苦しい状態に思えるのに、それでも夫と一緒にやっていこうと考えている人たちの存在に、自分はやはり我慢が足りないのでは……と感じたBさん。

自分の気持ちを整理したいと、私のカウンセリングルームの扉を叩いたのです。

別居ケース1

回復アプローチ

# 夫以外に自分の理解者を作る

## 悩みを人と比べず、自分がラクになるゴールを決める

初回のカウンセリングでBさんは、

「夫とは結婚していても気持ちの通い合いがなく、セックスもなく夫婦ではないと感じます。今は、ほぼ家庭内別居状態。

夫が発達障害ならば、〝治らない〟とテレビの解説にはありましたし、夫は一生このままだと思います。

身体が弱るであろう老後に労わり合えない夫とは、今すぐにでも離婚したいんです。

でも、発達障害ならば本人は悪くはない。

セルフヘルプグループには、発達障害の傾向がある夫と一緒に暮らしていこうと前向きに考えている人もいました。

それができない自分は、わがままかもしれません……」

と号泣し訴えました。


私からはまず、**「悩みを人と比べないほうがいい」**とお伝えしました。

そして、離婚は選択肢の一つとして、ひとまず横に置き、Bさんの心がラクになる暮らしをゴールにしませんか、と提案しました。

さらに、アドバイスとして、Bさんに次のようにお伝えしました。

「うつ状態と診断されている今は、人生の大きな判断は避けたほうがいいでしょう。客観的に考えると、今すぐの離婚は経済面でのリスクも高い。

今後の人生の方向性を決めるにあたって、経済面のシミュレーションは大切です。そのためにファイナンシャルプランナーを活用する方法もありますよ」


Bさんは、さっそくファイナンシャルプランナーに相談しました。

二回目のカウンセリングでは、

「離婚をしない場合、節約すれば、年金と貯金で何とか暮らせるそうです。けれども、離婚をした場合、年金分割をし、財産分与を受けても、無職で収入がない私の場合、生活がかなり厳しくなると言われ、無理かなと思いました。しかし、どうしても夫との生活を続けることで心がラクになるとは思えないので、将来の離婚に向けて、再度仕事をしてみようと思います」

と語ったBさん。

## 対人関係がうまくいかないことが気がかり

ただ、対人関係がうまくいかずストレスだらけの勤務経験が、Bさんにとっては気がかりでした。

そこで「次からのカウンセリングでは、〝アサーション（※）〟というコミュニケーションスキルを身につける練習をしてみませんか」と提案しました。

（※）相手の考えを尊重しながら、対等に自己主張していくコミュニケーションスキル。

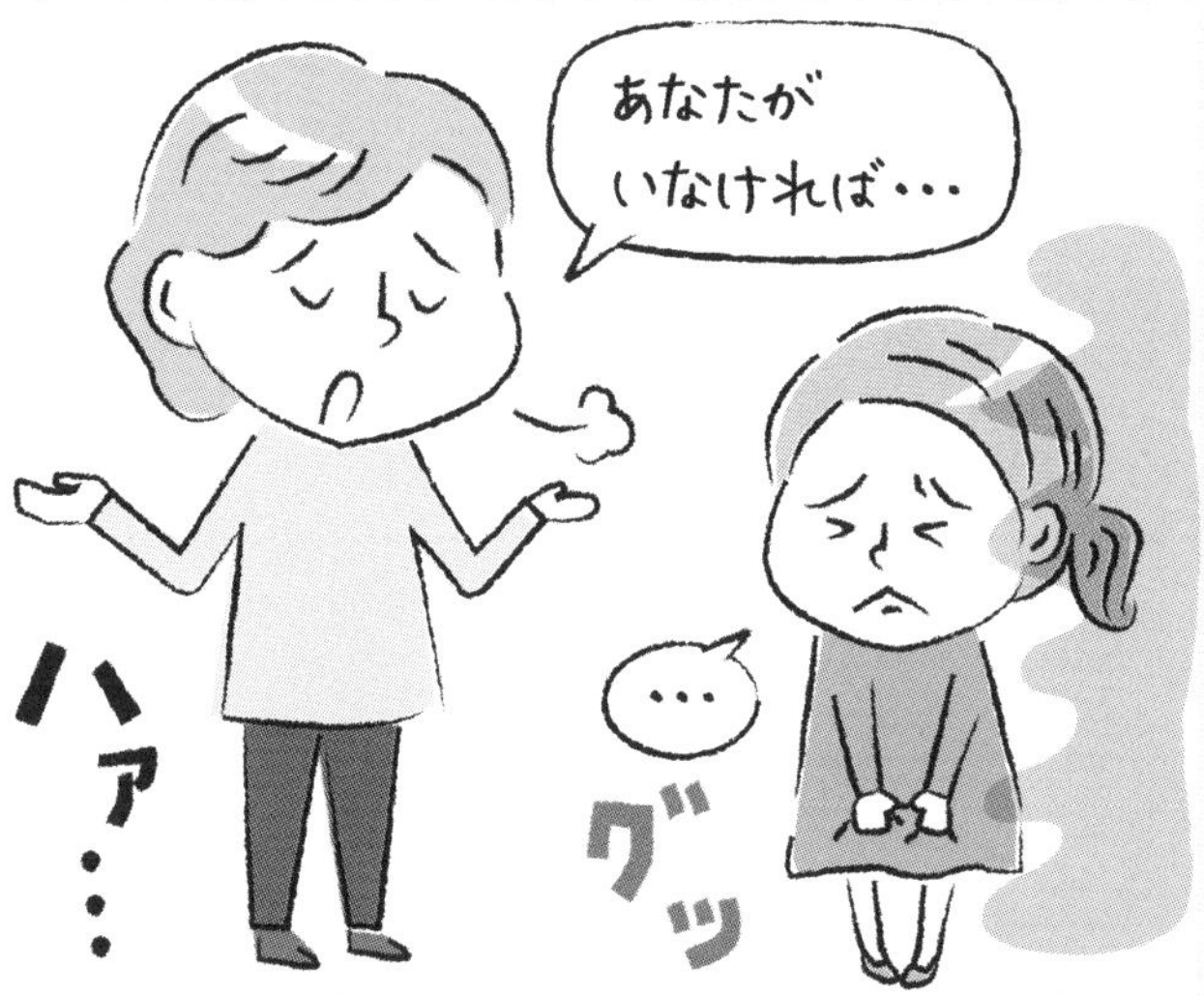

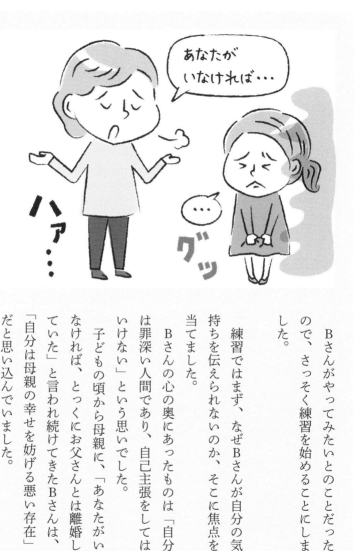

Bさんがやってみたいとのことだったので、さっそく練習を始めることにしました。

練習ではまず、なぜBさんが自分の気持ちを伝えられないのか、そこに焦点を当てました。

Bさんの心の奥にあったものは「自分は罪深い人間であり、自己主張をしてはいけない」という思いでした。

子どもの頃から母親に、「あなたがいなければ、とっくにお父さんとは離婚していた」と言われ続けてきたBさんは、「自分は母親の幸せを妨げる悪い存在」だと思い込んでいました。

父母の夫婦関係の課題は、父母の問題であり、Bさんに何ら責任はありません。**人は誰しも自分の気持ちや考えを否定することなく認め、それを伝えてもいい権利がある**ということをお伝えしましたが、その言葉はBさんのなかには、すっと入っていかなかったようです。

数回のカウンセリングを重ねるなかで、Bさんのなかに刷り込まれた考えは薄らいでいき、自分の気持ちを認めてもいいのかもしれないとBさんは思えるようになっていきました。

## 夫のことは後回し。まずは自分を変えることに熱中できるように

その頃、Bさんはパートの仕事を再び開始。

カウンセリングの場では、日常生活において、自分が自分の気持ちを伝えられず、我慢をしてストレスを抱えてしまう場面のことを話してもらいました。

そして、そのときにどのようなコミュニケーションをとればよいのかを具体的にシミュレーションし、実際の場面でも実践してもらい、次のカウンセリングで振り返る

ことを続けました。

「先生、清水《きよみず》の舞台から飛びおりる思いで、勇気を出して職場の人に自分の気持ちを言ってみたら、『あらそう』ってすんなり言われ、気が抜けました。これからもチャレンジしてみます」

そして、「夫とのことで相談に来ましたが、今は自分を変えていくことに熱中していて、夫のことは後回しになっています」と嬉しそうに語りました。

その後、Bさんはパート勤務を続け、職場で友人もできました。

さらに、その友人を通じ、山歩きを始めたそうです。

「自分のどんな感情もジャッジしないでありのままを認める、そのうえで自分の気持ちや考えを伝えたいと感じたならば、相手に押しつけることなく伝えていく――」

このアサーションのスキルを身につけたことで、生きることがとてもラクになったBさんなのでした。

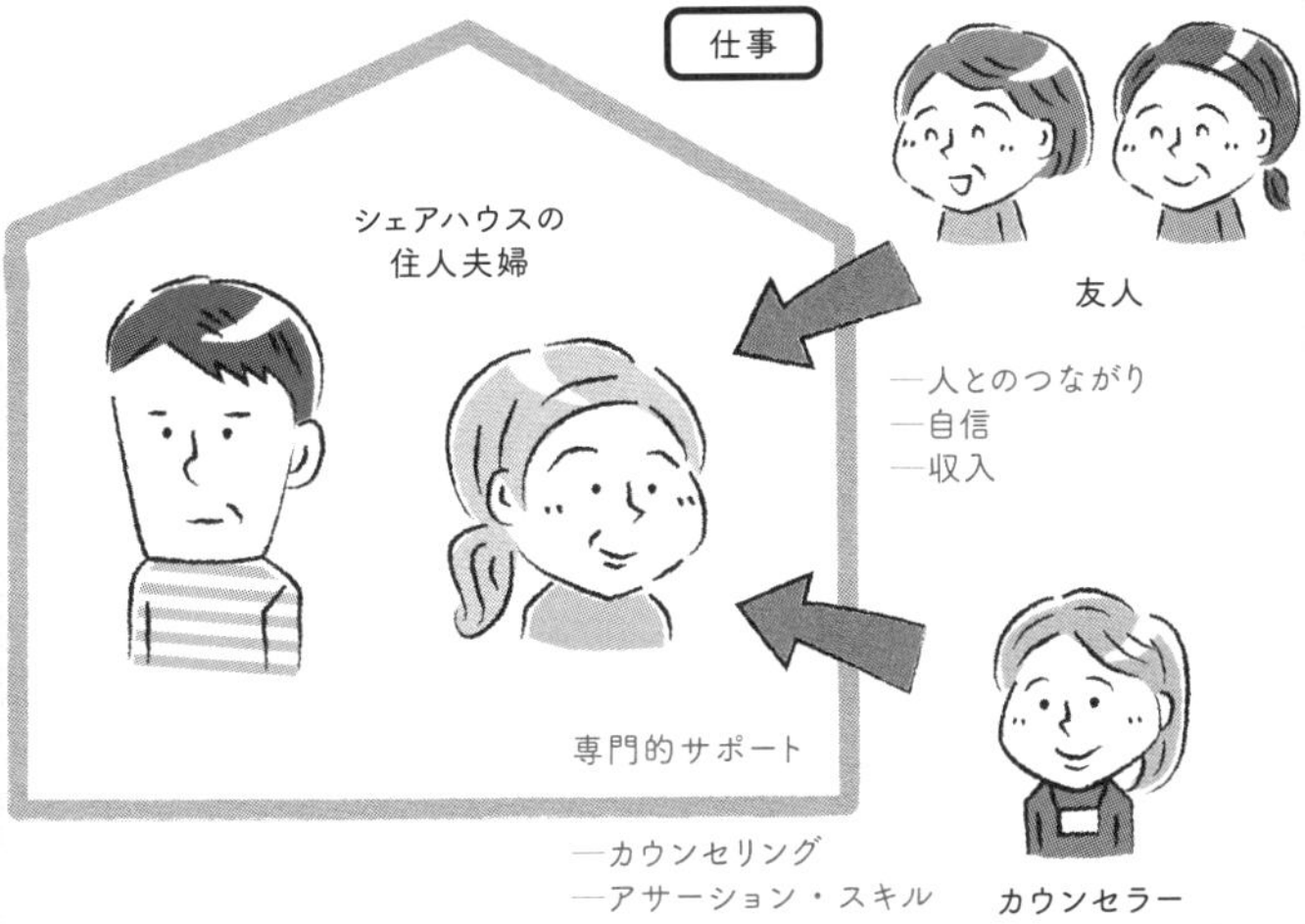
仕事
シェアハウスの
住人夫婦
友人
—人とのつながり
—自信
—収入
専門的サポート
—カウンセリング
—アサーション・スキル
カウンセラー

## 「夫はシェアハウスの住人」とわりきれば幸せ

幼い頃から誰に対しても自分の気持ちを伝えることを抑えてきたため、「誰か私のことをわかって！」という叫びが常に心のなかにあったBさん。

夫ひとりに「私の理解者」を求めていたのだと気づいたそうです。

周囲とのコミュニケーションをうまく取れるようになったことで、小さな理解者が周囲に何人もいるのだという感覚を持つようになり、夫に共感面での期待をあまりしなくなったと言います。

「夫は、お願いすれば基本的には協力してくれるし、給料もそのまま私に渡してくれます。分かち合えないという物足りなさを除けば、同じ屋根の下に生活していて、不快なことはありません。

無口なシェアハウスの住人とわりきれば、離婚をして経済的に苦労をするより、幸せかもしれないと思うようになったんです」とBさん。

「先生、私、いつの間にか、お薬飲まなくても大丈夫になったんです」

こう語るBさんの瞳には、自信の光が宿っているように感じたのでした。

**妻が心地よく過ごせるようになった要因**

- 経済面のシミュレーションをして今後の判断に生かした。
- 悩みを人と比べない。
- アサーションのスキルを学び、自分の気持ちを伝えられるようになった。
- 夫以外に人間関係のつながりを持つようになった。
- 夫の足りないところに意識を向けることをやめた。

別居ケース2

# 夫は自己愛タイプの論理派。妻は夫の機嫌を伺う日々（四〇代）

夫の特徴　人と積極的にかかわる。自己中心的。わんぱく小僧のように妻を振り回す。弁がたち論理的な物言い。周囲からは、面倒見のいいアウトドアグッズマニアだと思われている。アスペルガー症候群（積極奇異型・尊大型）。

## 結婚後、自己中心的な夫の機嫌取りにストレスを感じるように

Cさんと夫は、アウトドア同好会で出会いました。

彼はアウトドアグッズに非常に詳しく、グッズ購入の際、彼に相談をすると細かく丁寧に解説をしてくれるため、メンバーからは一目置かれている存在でした。

そんな彼に惹かれていったCさんは、彼に告白。

交際開始から一年後に結婚しました。

結婚後、Cさんが最初に困惑したことは、掃除機をかけると夫が「うるさい！」と怒ることでした。

共稼ぎのため、どうしても掃除はふたりが休みの週末となってしまいます。あるとき夫の言うことを受け流して掃除機をかけていると、夫が「がまんができない！」とソファーを蹴り始めました。

仕方なくCさんは、夫がいる間は掃除機をかけないよう気を遣うようになりました。

夫はテレビを見ながら「あのコメンテーターはダメだ」「おもしろくもないギャグ言いやがって」など、ぶつぶつ文句を言うことが多く、Cさんはそのたびに嫌な気分になります。

また、夫はデパートやスーパーなどの人ごみが嫌いです。そうした理由もあって、週末のまとめ買いの際には、車で送ってもらいはするものの、夫には車のなかで待っていてもらい、Cさんがひとりで買い物をします。

夫を長い間待たせると、イライラして怒りだすので、Cさんはゆっくりと買い物ができないことにストレスを感じています。

夫は、いったん不機嫌になると、仏頂面がしばらく続きます。

その時間が苦痛なDさんは、夫の機嫌を取ることが多くなりました。

それでも休みの日には、一緒にキャンプに行ったり、世間話をしたりと、楽しいひとときを過ごすこともあるため、「育ちや性格の違うふたりが暮らすのだから、多少の我慢は必要」と自分に言い聞かせるCさんなのでした。

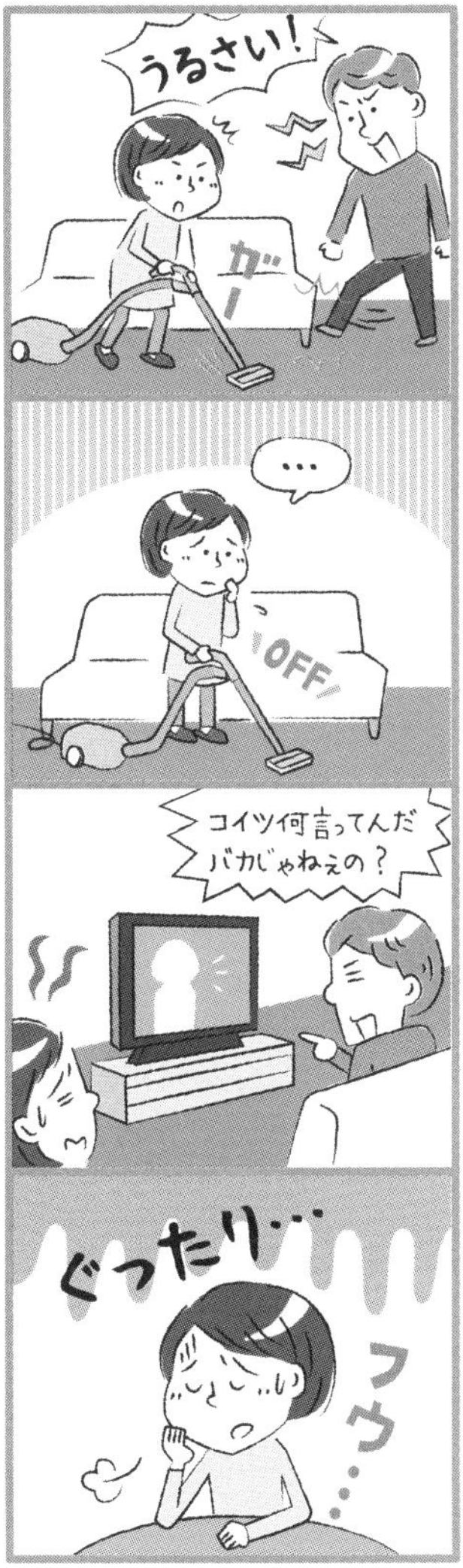
うるさい！
ガー
…
OFF
コイツ何言ってんだ バカじゃねえの？
ぐったり…
フウ…

## 「誰のおかげでメシを食ってると思っているんだ!」

子どもが生まれてから初めての誕生日の夜、お祝いをしようとふたりは計画していました。

とても楽しみにしている様子の夫に、子どものことを大切に思ってくれているのだと嬉しくなったCさん。

当日、Cさんと子どもが風邪をひき発熱。

すると夫は、ふたりの体調を案じることもなく、「せっかくの誕生会が台なしだ!」とソファーを蹴り始めました。

家族でキャンプに出かける計画を立てたときも、子どもの体調が悪く、出発予定時刻が遅れると、「自分は予定通り支度をしたのに!」と不機嫌になり、子どもには「もう何も買ってやらないからな」と怒り、キャンプの間中、怒った態度で口を聞かなくなりました。

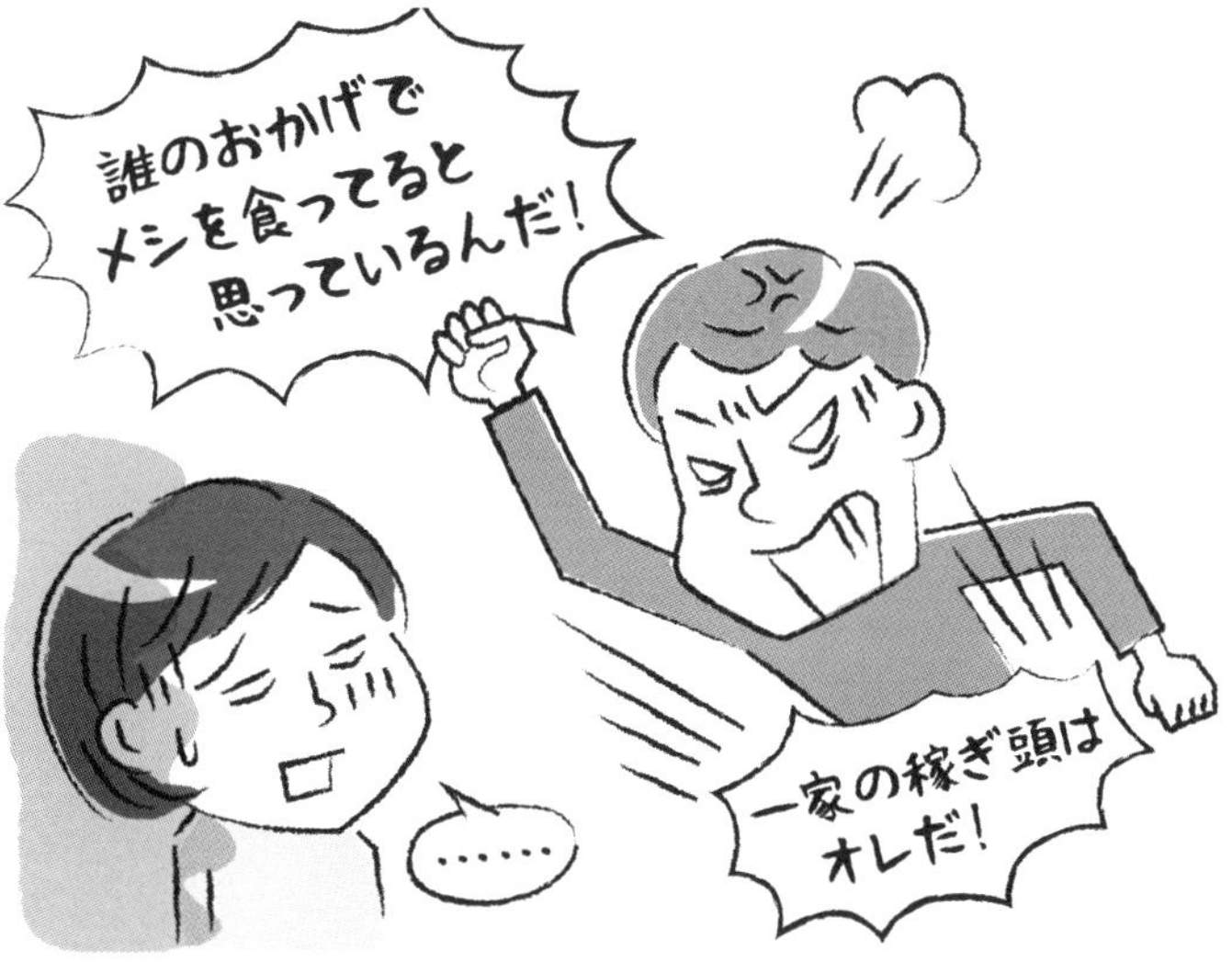


そんな夫に、親と言うより、やんちゃな子どものようだと呆れると同時に、子どもが受ける心の傷のほうが気になり、必死に子どもへのフォローをするCさんでした。

夫の機嫌に家族が振り回され、自分や子どもが委縮している状態をまずいと感じたCさんは、夫に相談しました。

すると夫は、

「誰のおかげでメシを食ってると思っているんだ。一家の稼ぎ頭はオレだぞ。オレが家で自分の好きなようにして何が悪い！」

と怒りだしました。

「子どもの体調が悪いときは、予定通りに行かないこともある」と話しても、「自己管理ができていない子どもが悪い。お前のしつけが悪い」と、聞く耳を持ちません。

さらに夫は、胸を張って「オレはきちんと自己管理しているから、具合が悪くなって予定変更したことは一回もない」と自慢するのです。

確かにその通りなので、Cさんは何も言えなくなってしまいます。

子どものことが気がかりなため、その後も、夫の機嫌がよい頃合いを見計らってお願いをしてみるのですが、夫は急に怒り出して、話し合いになりません。

それからしばらくして、子どもは就職と同時に、「ひとり暮らしをしたい」と家を出ました。

父親といるのが苦痛なのだろうと感じ、これ以上の我慢はさせたくないと、夫とふたりだけの生活にさみしさや不安を抱えつつも、子どもを笑顔で送り出したCさんなのでした。

## 義理の父親の危篤時に夫が取った非常識な行動

ある日、入院しているCさんの父親が危篤状態になったと連絡が入りました。

家族三人で急いで駆けつけたところ、一命は取り留めたということ。ほっとしたCさんでしたが、予断を許さない状況に変わりはありません。

待合室で、Cさんの母親や親族が集まって今後のことを相談していたところ、なんと夫は「腹減った」と、ひとりで昼ごはんを食べに行ってしまったのです。

その場にいた皆は、呆れ顔。

Cさんは、恥ずかしいやら情けないやらで悲しくなりました。

しかも、待合室に戻ってきた夫は、うつむいて座っているCさんに、「焼肉食べてきた。コスパ最高のいい店があってさー。ラッキー！」と、悪びれることなく、うれしそうに報告をするのです。

そのとき、Cさんのなかで、何かが音を立てて崩れました。

「もう無理……」

## 夫に内緒でアパートを借りる

Cさんは、家の近所に小さなアパートを借りました。夫から離れ、誰に気を遣うことなくひとりで過ごす場所が欲しかったのです。

幸いなことにCさんは仕事を続けており、自分の稼ぎで家賃を払うことが可能でした。

Cさんは、時間を見つけてはアパートに行き、数時間過ごしてから自宅に戻る生活を一カ月程続けました。

アパートで過ごす時間があまりにも心地よく、生活のベースをアパートにしたい気持ちが日増しに強くなるCさんでした。

夫にはアパートを借りていることは話しておらず、問題は、このことを夫にどう伝えるか、でした。

そんなとき、新聞でふと目にした発達障害の記事にCさんは驚きました。夫の行動に重なるケースが多く記載されていたのです。

もしかして、自分が悩まされている夫の行動は、発達障害が原因なのだろうか。

それならば、生まれつきの特性なので仕方のないことなのではないか……。

アパートで過ごす時間の安らぎと、夫との時間に重圧感を覚える自分の気持ちに折り合いをつけられなくなったCさんは、私のカウンセリングルームの扉を叩いたのでした。

別居ケース2

# アパートを借りてひとり暮らし。夫とは茶飲み友だちの関係に

## 結婚後の二〇年は、自己中のわんぱく小僧と暮らしてきた印象

私からは、夫に発達障害特性があっても、よい関係の夫婦はいることをお伝えしました。

その場合のポイントは「お互いが歩み寄る姿勢」であることもお話ししました。

Cさんは、

「聴覚が過敏な夫のために、今まで夫が不在時に掃除機をかけるようにしてきました。テレビに向かって悪態をつくのにも、自分がその場を離れることで対処してきました。今後もその点は気遣いたいと思っています。

一番のストレスは、家族の体調不良など突発的なことで予定を変更せざるをえない場合に、夫が怒ったり不機嫌になることです。

今まで何度も、夫を責めることなく穏やかに説明し、理解を求めてきましたが、夫は変わりませんでした。

二〇年間の結婚生活は、夫と言うより、自己中心的なわんぱく小僧と暮らしてきた印象です。これ以上の努力は、自分が燃え尽きそうで、できるような気がしません。

でも、夫が発達障害ならば、私が努力するしかないんです……」

と疲れた様子で涙をにじませながら語りました。

長い間、夫の顔色を伺いながら自分の気持ちを押し殺す生活を続け、ストレスで張り裂けんばかりの心を守るために、自らアパートを借りるという行動を起こしたCさんを、私は支持しました。

あわせて、「夫に発達障害特性があるからと言って、特性に起因すると思われる言動のすべてを受け入れたり、従ったりしなくていい」こと、そして「周囲が発達障害特性を理解し、適切な対応を心掛けることは大切だが、許容できない場合や努力の限界を超える場合は、その旨を伝えたり、これ以上の努力をしない権利がある」ことをお伝えしました。

さらに「夫に発達障害特性があり、その点についての、夫自身の自覚の有無にかかわらず、妻に対して歩み寄る姿勢が見られない場合、自分の努力がまだ足りない、自分が悪いのかもしれないと、夫婦関係における問題の責任を妻が背負い込み、〝共依存（154ページ参照）〟関係になっている夫婦も見られる」ことをカウンセリングの場でお伝えしていきました。

## 意を決し、別居を夫に告げることに

Cさんは徐々に変化していきました。

今まで長い間、夫に気を配りながら、根気強く優しく接してきたこと、夫との関係に苦慮しながらも、懸命にワーキングマザーとして、ほぼひとりで子どもを育て上げたことへの自分自身への労《ねぎら》いと肯定について穏やかに語るようになりました。

そして、変わらない夫に自分を無理やり合わせるのではなく、ありのままの自分でいるために、夫と適度な距離を取ることの必要性を、罪悪感を持つことなく受け入れられるようになったのです。

カウンセリングを通じ、心が整理され、「離婚はせず、主な暮らしの場所をアパートに移し、たまに夫の暮らす家に戻る生活を強く希望している自分の気持ち」を確信したCさん。

「自分の気持ちを大切にしたい」と意を決し、別居の件を夫に告げることにしました。告げたときの夫の反応は、「お前が家賃を払うんならいいんじゃないの」の一言で呆気ないものだったそうです。

Cさんは、自分が長い間悩んできたことの重みを、やはり夫はわからないのだとさみしく感じつつも、気持ちが吹っ切れたと言います。

## 夫は茶飲み友だち。快適な別居生活

今、Cさんは、アパートで快適な毎日を過ごしています。

## 茶飲み友だち

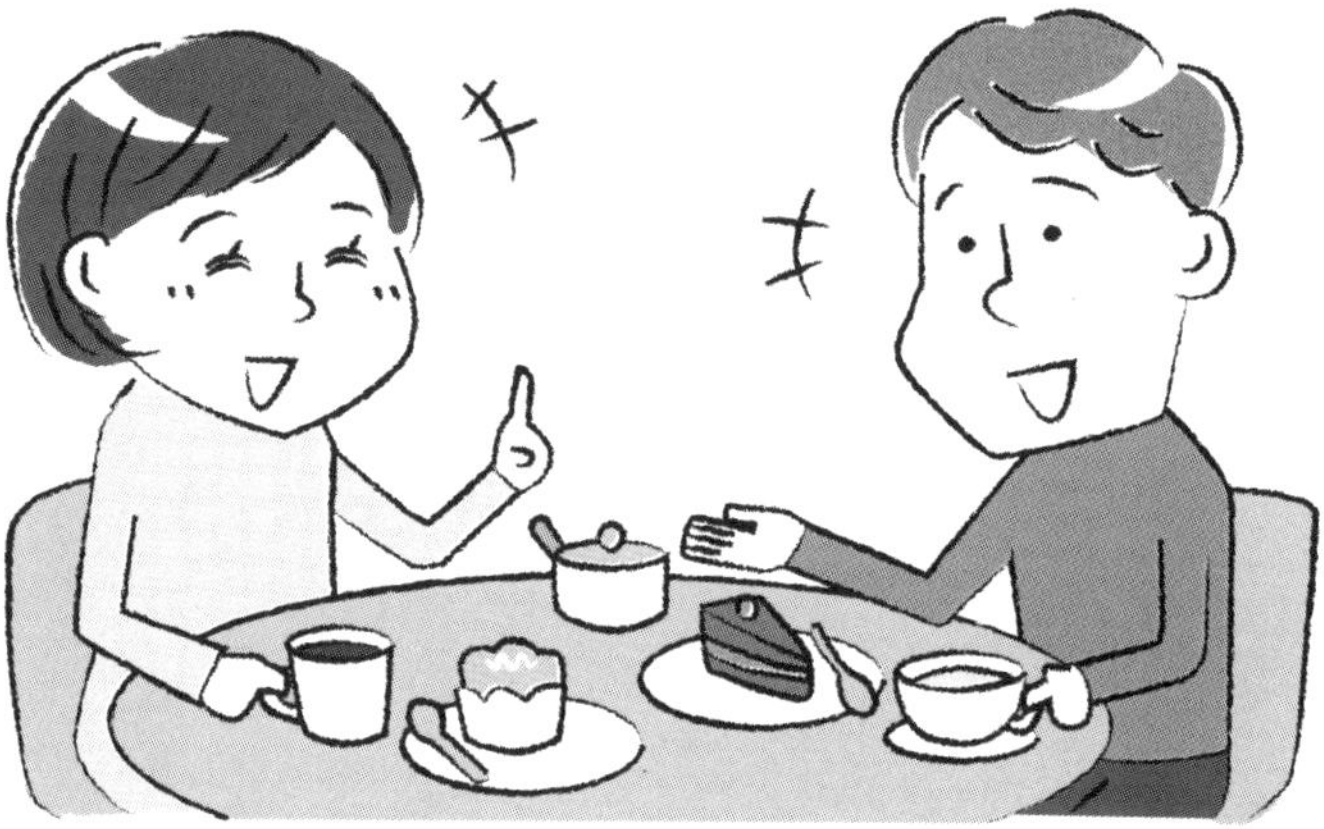

たまに、夫が暮らす家に様子を見に行くと、夫は「ようきたな」と迎えてくれ、世間話を交わします。

身の回りのことは自分でしているようで、特に困った様子もなく暮らしているようです。

話をしている途中で夫の機嫌が悪くなったら、さっさとアパートに引き上げます。

アパートという安全基地があるため、夫に気を遣うことも少なくなりました。

アパートの家賃はCさんが払っていますが、家庭の家計についてはCさんが管理しているため、生活費はそこから捻出しています。

子どもは自立したため、何とか生活できています。

「夫に病院を受診させて、発達障害かどうかをはっきりさせるつもりはありません。夫のなかには自分以外の人の存在が小さく、それを変えさせるのは無理だと感じます。今の生活スタイルは一般的ではないかもしれませんが、夫とは茶飲み友だち夫婦として、しばらくは別居を続けていくつもりです」

とニコニコしながら語るCさんに、夫婦にはそれぞれの幸せの形があるのだなと私は改めて感じたのでした。

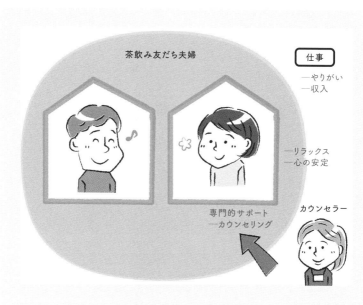

**妻が心地よく過ごせるようになった要因**

- 限界以上の努力はしないと決めた。
- 借りたアパートを自分の暮らしの拠点にし、時々、夫のいる家に顔を出して、茶飲み友だち感覚の付き合い方をしている。

別居ケース 3

# 夫はカタブツな亭主関白。妻は孤独に耐えてきた（六〇代）

**夫の特徴** 無口で会話なし。家庭生活に無関心。亭主関白。家計は夫が管理。退職後は一日中、家で読書やパソコン作業。周囲からは、社会的地位が羨望の的。アスペルガー症候群（尊大型）。

## 夫は仕事人間。家では口数の少ない昭和の「THE亭主関白」

Dさんは六〇代後半。大学教授をリタイアした七〇代の夫との結婚生活は、四〇年余りとなります。

夫は、結婚した当初から無口で、「おはよう」などのあいさつはありましたが、ほどなくして、それすらもなくなりました。食事中も、「おいしい」も「まずい」もなく、無表情で黙々と食べています。

あまりにも会話がないため、親に相談したら「男は無口なもの。暴力もふるわない、ギャンブルもしない夫に対して文句を言うなんて、お前はわがままだ」と言われ、心に若干ひっかかるものはありましたが、「夫に対して感謝の気持ちが足りない」と反省をしたDさんでした。

夫はいわゆる仕事人間で、家事や育児には一切かかわりませんでした。

とは言え、子どものことなどでDさんがひとりで決めかねることもあるため、夫に相談するのですが、「お前に任せている」と言われるため、相談になりません。

その頃の社会の風潮もあり、Dさんは、男は外で稼いでくるもの、妻は家を守るものという認識を持っていたため、それでよしと思うようにしていました。

夫の母から、「孫にも息子同様、高学歴を身につけさせたいので、勉強をしっかりさせるように」と度々電話がかかってくるため、「孫のことを考えてくれるのはありがたいけれど、学歴を意識するよりも、この子が好きなことをさせたいの」と穏やかに夫に話したところ、「自分の母親の言っていることが、おかしいと言うのか！」と夫は怒りだしました。

Dさんは、義母の発言をきっかけにして、子どもの将来について夫と話をしたかっただけなのですが、自分の母親のことを否定されたと捉えた夫に、認識の「ずれ」を感じました。

## 孤独でさみしかった四〇年余りの結婚生活

Dさんは風邪をひいて横になっていても、夫から労《いたわ》りの声をかけられたことはありません。

高熱が出たとき、「つらくて食事の支度ができない」と伝えると、「ごはんと味噌汁だけでもいいから作ってくれ」と言われ、とても悲しく、自分は夫にとっての家政婦なのかもしれないと、みじめに感じたそうです。

家計は夫が管理し、Dさんは、毎月決まった生活費を渡されます。

不足することのない金額にありがたいと感じつつも、いったい貯金がいくらあるのかはわかりません。夫には、とても聞きづらい雰囲気です。

夫の職業を知るご近所の方や子どものお友だちの母親たちからは、羨ましがられてきたDさんですが、道で微笑みながら会話をしている男女を見かけると、つらくなり涙を流すこともあったそうです。

四〇数年間の結婚生活は、ずっとひとりの感覚でさみしさを抱えていましたが、結婚生活はそんなものだと自分に言い聞かせ続けてきたDさん。

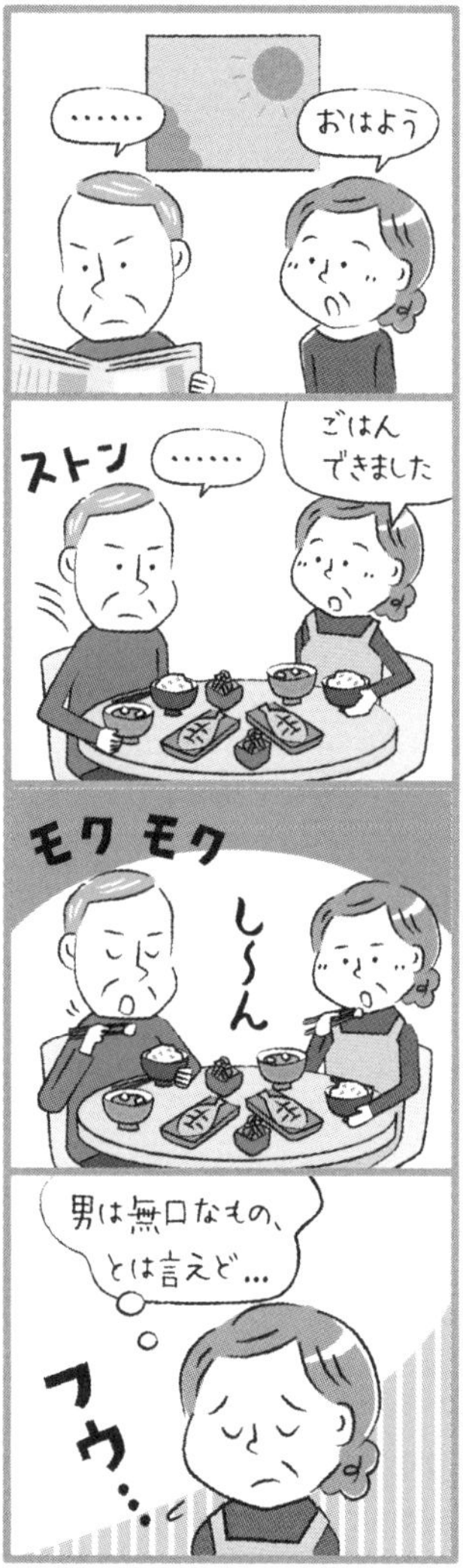

おはよう
……
ごはん できました
……
ストン
モク モク
し〜ん
男は無口なもの、とは言えど…
フウ…

子どもが社会人となり独立したあと、続けて父母が亡くなりました。実家は比較的、近所にあります。

Dさんは、夫が仕事で家にいない平日に、今は誰も住んでいない実家へ行き、掃除をしたり、庭にある家庭菜園の手入れをしたりして、ひとりでのんびり過ごし始めました。

すると、自由で夢があった娘時代に戻った気持ちになり、心が落ち着きました。

## 退職後の夫と一日中同じ屋根の下にいることが苦痛に

しかし夫が退職し、家にいるようになってから、新たなストレスが生じてきました。

夫は、身体を動かしたいからと、決まった時間に、洗濯やゴミ捨て、掃除をするようになったのですが、ほとんど外出せず、一日中、自室で読書やパソコンに向かっています。

顔を合わせても表情を変えず、ほとんど会話をしない夫と二十四時間、同じ屋根の下にいることが次第に苦痛になってきました。

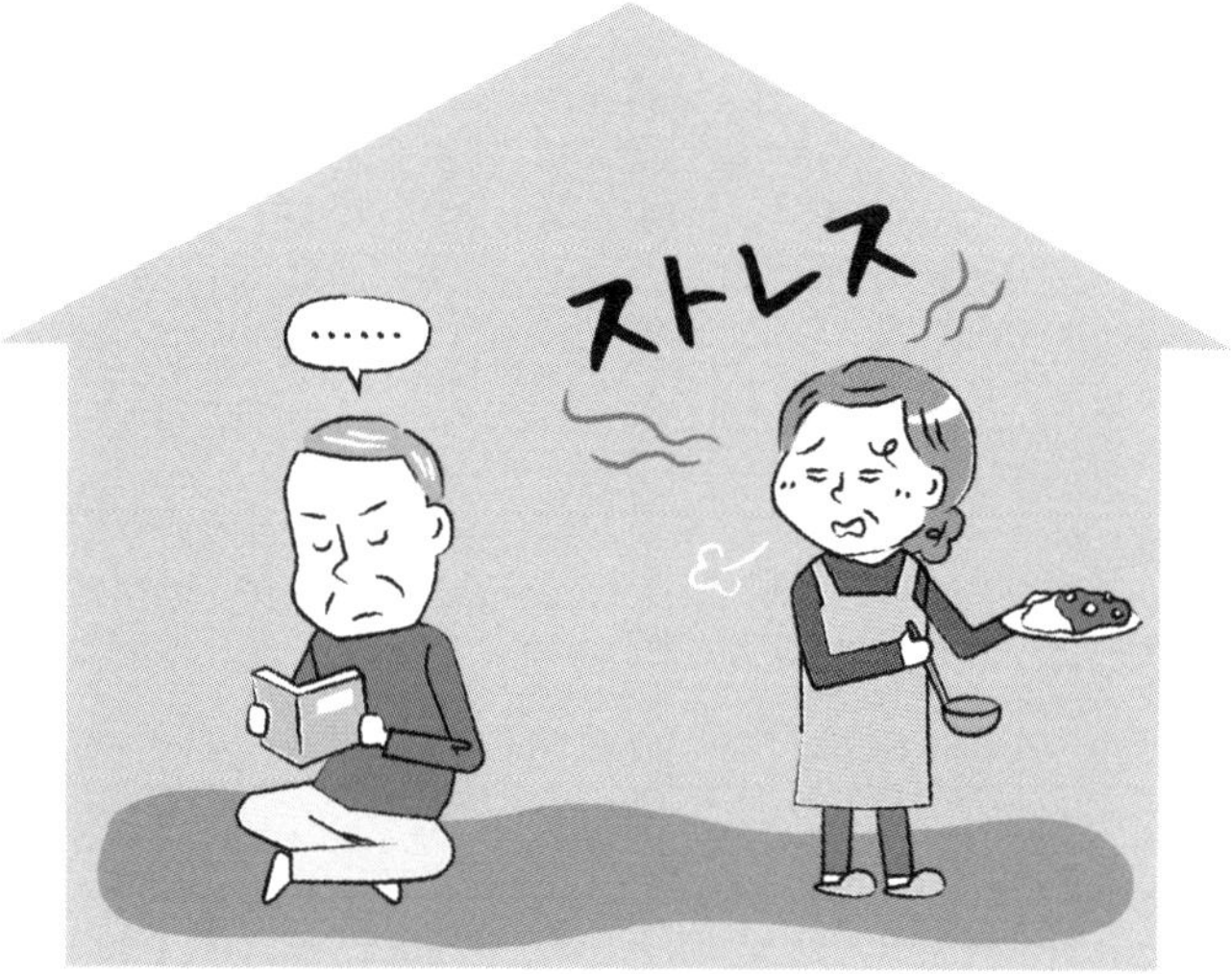


しかも、毎日決まった時刻に三度の食事を出してくれと言われているため、Dさんは、半日以上の外出がままならなくなり、実家に行くことが難しくなりました。

これからもこの状況が続くのかと思うと、気持ちがふさぎ込み、この家から逃れたい思いにかられるようになりました。

ある日、テレビで放映されていた「発達障害」の番組を何気なく見ていたら、夫と重なるエピソードがいくつもあったため、Dさんはハッとしました。

インターネットで「発達障害」を調べていくなかで、セルフヘルプグループのことを知り、ミーティングに参加したDさん。

自分と同じ悩みを抱えている人が多くいることに驚くと同時に、長年抑えこんできた自分の気持ちを出していいのだと思えるだけで、気持ちがラクになったそうです。

「夫といると息が詰まるので、趣味や友人を持ち、なるべく旅行や外出をしてストレス解消をしている」という同じシニア世代の方々のお話を聞き、自分も以前のように実家で一日過ごしたいと強く感じたDさん。

しかし、夫にどのようにお願いしたら許してもらえるのかわからず、相談をしたいと、私のカウンセリングルームを訪れたのでした。

回復アプローチ

別居ケース3

# 分かち合える仲間とともに社会貢献活動を開始

## 月一回、二泊三日の実家で過ごすひとり時間が充電時間

Dさんは、今のところ離婚は考えていませんが、夫とずっと同じ屋根の下にいると、重圧感をおぼえるとのことでした。

そして、理想を言えば、これからは月に一回程度、実家にひとりで数泊し、充電しながら夫と過ごしていきたいとのご希望でした。

私が、「風を通さない家屋が傷んでしまうと想定外の出費がかさむかもしれないので、実家の手入れのために月に一回二泊したい。食事は、冷蔵庫に料理をストックしておくので、自分で温めて食べてください」と話してみるのはどうか、と提案したと

ころ、セルフヘルプグループに参加して、気持ちが前向きになっているDさんは、「今までは夫にそのようなことはさせてはいけないと思っていましたが、勇気を出してお願いしてみます」とおっしゃいました。

夫に相談してみたところ、しぶしぶながらも同意してくれたそうです。

月に一回、二泊三日の実家での時間は、Dさんに大きな変化をもたらしました。独身時代の友だちを実家に招き、家庭菜園でとれた野菜で料理をつくりもてなすと、みなさん笑顔で、「おいしい」「ありがとう」と喜んでくれます。楽しいおしゃべりも続きます。夫からは言われたことのない言葉、夫とは持てなかった時間から、Dさんは力をもらうことができました。

Dさんは、出産後、なんとなく体調が悪かったり、気持ちがふさぎ込むことが多かったのですが、その状態が四〇年近く続いていたため、それが当たり前となっていました。

しかし、実家で過ごしたあとは、気持ちが満ち足りて、体調もよくなっていることに、ふと気がつきました。

しかし、夫と暮らす家に戻って数日すると、また、もとの状態に戻ってしまうのでした。

## 夫からは「食事だけ何とかしてくれればよい」と言われて

月一回、実家でのひとり時間を持ち続けながら、Dさんは夫との関係を見つめ直し、今までいかに自分の感情を抑え込んでいたかに気づきました。

Dさんは、日常のささいなことを、笑い合ったり、子どもの成長を相談しながら一緒に見守っていく、そのような夫婦関係を望んでいました。

しかし、夫とは四〇年間暮らしてきましたが、ふたりで歩み、そのような関係を築いてきた感覚をDさんはどうしても持つことができませんでした。

それからしばらくして、Dさんのもとには、家庭菜園を手伝う人がでてきたり、料理好きの仲間が集うようになりました。

仲間のひとりから、近所のひとり暮らしの高齢者や経済的に厳しい家庭のお子さん

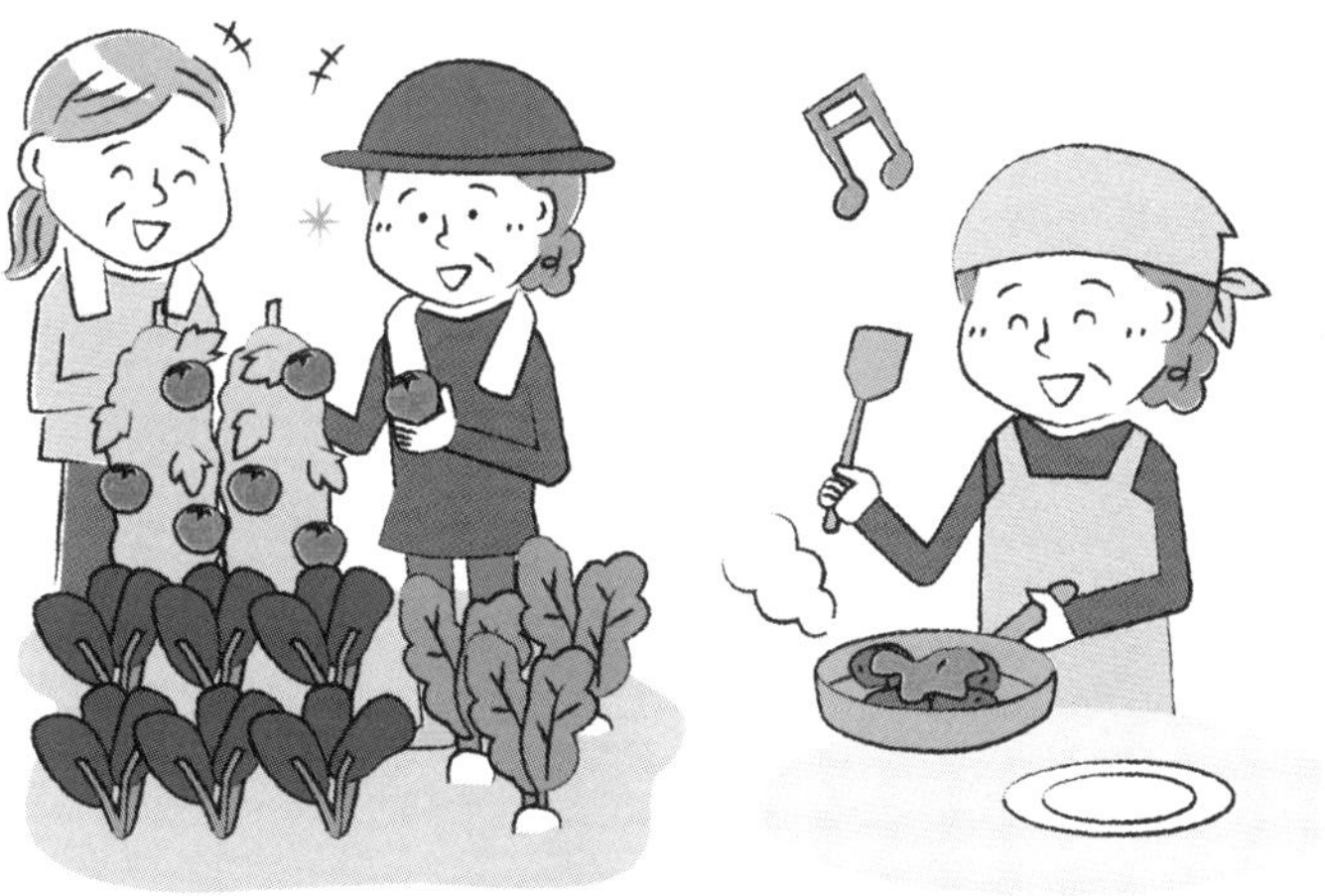

に向けて、月に何日か、安い料金で食事を提供してみたらどうかと提案されたとき、Dさんはこれからの人生を、仲間とともに楽しみながら、社会に役立つことをしたいと強く思いました。

意を決して夫に伝えたところ、「自分の食事だけ何とかしてくれればよい」と言われ、拍子抜けしたDさんでした。

実家での時間を持つことに対して「私は我慢が足りないのでは……」と自責の念を抱き続けていた自分が、馬鹿らしく思えました。

それから一年後、Dさんは夫と別居し、

実家暮らしをしながら、仲間とともに週に三回、実家を開放して食事の提供を行っています。

夫には週三回、仲間に食事を届けてもらっています。

それ以外の日は、近所のコンビニエンスストアで好きなものを購入して、食べているようです。

Dさんは月に一回程度、様子を見るため家に戻るのですが、そのときも、夫はDさんの様子を尋ねるわけでもなく、相変わらず淡々としています。

## 自分の介護準備は自分で計画

Dさんは、経済的に困らない生活を与えてくれた夫には感謝しているので、夫が老いたときには介護をするつもりです。

しかし、自分が要介護になったとき、夫に介護されるのは不安なため、施設入居も考えています。

ただ、家庭の資産を夫に知らされていないことから、計画が立てられません。

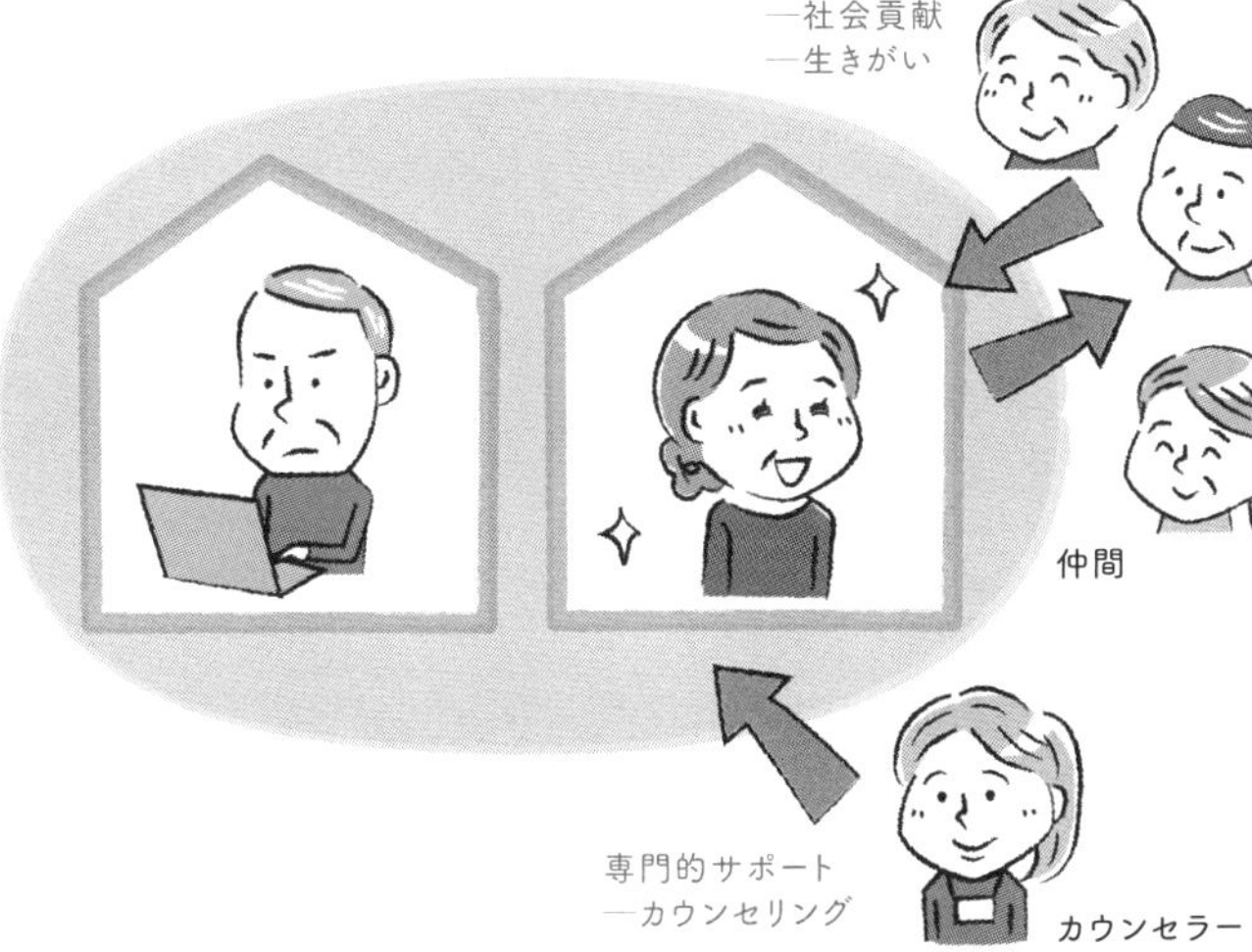
―社会貢献
―生きがい
仲間
専門的サポート
―カウンセリング
カウンセラー

以前のDさんなら夫に聞くことができませんでしたが、今は違います。「自分の人生に大切なことなので、聞いてみます」としっかりとした口調で語るDさんでした。

「今までは『夫と分かち合う』ことを、長い間どこかで願っていた自分がいたと思います。

でも今は、『分かち合う』ことを夫に期待していません。『仲間との分かち合いの時間』で十分だからです。

そして、生きがいを見つけたことで、人生が輝き出しました。死ぬときに悔いなきよう、これからは私の人生を生きていきます」

優しくも意思のある笑顔でこう語るDさんに、**「人生に遅すぎることはない」**と、私はしみじみとした感動を覚えたのでした。

**妻が心地よく過ごせるようになった要因**

- 自分の意思を夫に伝えるようにした。
- 分かち合える仲間を得て、社会貢献活動に携わる楽しみや生きがいを持った。
- 夫と離れて実家で暮らし、月イチで夫の顔を見に行くスタイルにした。

# ドメスティックバイオレンス（DV）を受けているカサンドラが少なくない

## DV要因が発達障害特性にあっても許容しないで

私のもとへご相談に見えるカサンドラのなかには、DV（モラルハラスメントを含む）を受けている方も少なくありません。

DVの例としては、発達障害特性に起因したフラストレーションや、感情のコントロールが難しいことで、暴力をふるったり攻撃的な発言をするケースもありますし、性格や生育歴、人格障害等の心理的問題が要因となっている場合もあります。

しかし、たとえDVの要因が夫の発達障害特性にあったとしても、許容する必要はありません。いかなる理由があっても、暴力は正当化されるものではありません。

また、子どもの見ている前での暴力は、子どもへの心理的虐待にあたります。

子どもは心に傷を受けますし、両親の不均衡な力関係のあり方を学習させてしまうことにもなります。

決して我慢せず、自分の意思をしっかりと持ち、夫の言動、行動に傷ついていることを冷静に伝えましょう。嫌なことにはノーと伝えることが大切です。

それでも夫が、妻への身体的・精神的暴力に対する責任の自覚を持たない場合は、夫の変容は難しいでしょう。

**夫からのＤＶが続くと、妻は夫に気を遣い、相手の意に沿うように行動するという不均衡な関係ができあがります。**

夫からコントロールされることが無意識のうちに当たり前となり、「夫を怒らせないためには、どうすればいいか」「夫は何を望んでいるのだろうか」を優先するようになってしまうのです。

そのうち、妻は自分自身の感情がわからなくなり、自分というものを失っていきます。

離れることを提案しても、「夫には私が必要」「私がいなくては夫や家庭がだめになってしまう」といった幻想に囚われ、なかなか離れることができないのがＤＶの特徴です。

カウンセリングの場では、ＤＶを受けている妻が自分自身の置かれている状況を客観的にとらえることができるように、「コントロール」や「幻想」の存在を含め、ＤＶに対する正しい知識を伝えていきます。

その結果、自分を大切にする選択として、別居（離婚を見据えた別居を含む）や離婚に結びつく場合もあります。

# 離婚のハードルは高い？

## 離婚を決断できない三つの理由

前述の通り、夫婦関係の改善においては、「お互いが向き合い歩み寄る姿勢」が重要なポイントとなります。

夫に「向き合い歩み寄る姿勢」がなく、妻のみが努力をし疲弊している場合、また、ＤＶ（モラルハラスメントを含む）がある場合は「夫と距離を取る」選択をすることが必要かもしれません。

しかし、心身の状態がかなり悪化しているのにもかかわらず、距離を取ることをしない妻も少なくありません。

また、当事者のなかには、「別居」は決断できても、距離の取り方の一つである「離婚」については、頭をよぎったとしても思いきれないという方が多くいらっしゃいます。

主な理由としては、次の三つが挙げられます。

**❶妻に経済力がない**
**❷子どもの存在・子どもに対する配慮**
**❸共依存状態にある**

一つひとつ詳しく見ていきましょう。

## ❶経済力

「経済力」に関しては、専業主婦の場合、収入を得るために仕事を始めることが必要となってくるかもしれません。

これから第4章で紹介するケースのように、仕事や安定的な収入を得ることを期待し、公的支援を受けながら、資格取得にチャレンジする方もいます。

養育費や財産分与が、どの程度の金額になるのかの把握や、取り決めが必要な場合もあります。

無料での法律相談や弁護士・司法書士費用の立替えを受けることのできる「民事法律扶助（※1）」を利用することも可能です。「法テラス」に問い合わせてみましょう。

お子さんを連れて離婚する場合、児童手当のほか、ひとり親を対象とした「児童扶養手当（※2）」「児童育成手当（※3）」「住宅手当（※4）」を受け取ることができます。「医療費の助成（※5）」「日常生活（家事や子どもの保育等）支援（※6）」を利用することもできます。

「経済力がない」と諦める前に、公的機関等に相談し、受けられるサポートについて確認してみましょう。

234ページに相談先リストを紹介しています。よろしければ、ご活用ください。

（※1）利用にあたっての条件あり。巻末の相談先リストでも解説。（※2）（※3）（※5）所得制限あり。（※4）自治体によっては制度がないこともある。また、名称及び額が異なる。（※6）自治体によっては制度がないこともある。

## ❷子どもに対する配慮

離婚が子どもに与える影響を心配し、離婚を思い切れない方もいます。

しかし、夫婦喧嘩が絶えない、子どもの前で片方の親の悪口を言うなどの状況があるならば、子どもの心は既に傷ついていますし、両親を「お手本」とした夫婦関係の在り方を身につけてしまうかもしれません。

**子どもの健全な育ちに大切なものは、「安心し、くつろげる家庭環境」「お母さんの笑顔」**です。

ひとり親家庭であっても、子どもが健全に育っているケースはたくさんあります。お母さんの心からの笑顔が、子どもの笑顔につながるのです。

**参考図書**

『ひとり親でも子どもは健全に育ちます――シングルのための幸せ子育てアドバイス』佐々木正美著（小学館）

## ❸共依存

多くのカサンドラは、献身的に家庭を支えています。

家庭運営について夫と相談できず、ひとりで判断し担っている妻。

発達障害特性なのだから受け入れなければと、夫のこだわり行動に従う妻。

子の成長段階に応じた子育てができない夫のフォローに大忙しの妻……。

心優しく、有能な妻であり母であるカサンドラたちは、不眠、不安障害、うつ状態、パニック障害、免疫力の低下（疲れやすい、風邪をひきやすいなど）、動悸、生理不順など、程度に差はあれど、何かしらの心身の不調を抱えながらがんばり続けているのです。

そのなかには、心身の状態がかなり悪化しているにもかかわらず、がんばり続けるカサンドラも少なくありません。

自分の状態を客観的にとらえることが難しくなっているカサンドラもいます。明らかに夫や家族に「尽くしすぎ」であり、共依存状態にあるのではと感じられるケースもあります。

「共依存」とは、自分のことよりも相手の課題を解決することに一生懸命になり、そのことに自分の存在価値を見出し、本来相手が負うべき責任までも自分が背負ってしまう人（共依存者）と、その結果、自分の問題に向き合わず、無責任になっていく相手（依存者）との人間関係のことを言います。

「私が努力をすれば彼はいつかは変わる」「私が夫を支えないと」「私がいないと家庭がまわらない」という、**一見、献身的に見える共依存者は、潜在的に「誰かに必要とされたい」と願っています。そして他者から必要とされることで、自身の自己肯定感の低さ（自己否定的感）や空虚感を埋めているの**です。

つまり、共依存者である妻にとって、自分を悩ませている夫と離れることは、自分の存在価値を失うという非常に苦しい行為なのです。

今までの育ちのなかで、ありのままの自分を認められる経験が少ない場合、自己肯定感の低さから、他人に対して、過度に愛情や承認を求める傾向を持つようになる人もいます。

苦しいのになぜか夫から離れられない人は、共依存関係に陥っていないかとの視点を持つことも必要かもしれません。

次ページに共依存のチェックリストを掲載しています。

よろしければ、ご活用ください。

## どうすれば夫との距離を置きやすくなるのか

**「共依存関係」から抜け出すには、「共依存」を知り、「共依存状態にあることを認める」ことが出発点となります。**

そして、

「自己犠牲による夫への世話焼きをやめる」

## 共依存のチェックリスト

もし五つ以上の項目が、いつも自分にあてはまるようでしたら、あなたは共依存者（コ・ディペンデント）かもしれません。

- □自らを犠牲にして、相手を助けたり、世話をしたりする
- □相手の行動、感情、考え方、状態、結果を変えようとコントロールする
- □問題や危機が起こっているような人間関係に巻き込まれていることが多い
- □依存心が強く、ひとりでやっていけるという自信がなく、見捨てられるかもしれないと不安にかられる
- □ある特定の相手のことで頭がいっぱいで視野がせまい
- □自分の問題はたいしたことはないと思ったり、いやなことは見て見ぬふりをしたり、表面はなんでもないようにふるまう
- □相手とのバウンダリー（境界線）がはっきりせず、相手が落ちこんでいると、自分も気分が落ちこんでしまったりする。また、他人の問題にのめりこんだり、相手からの精神的、性的、身体的侵入を許してしまったりする
- □罪の意識におそわれやすく、相手の問題は自分のせいだと思いこんでしまいやすい
- □過去の人間関係の間違いから学ぶことができず、同じ間違いを繰り返す傾向がある
- □被害者意識にとらわれ、自分は犠牲者だと思いこみ、弱々しくなる
- □自分のまわりに害があるのに、波風を立てぬよう、問題を明らかにしない
- □相手から離れられないでしがみついていることを愛情と取り違えている
- □「こうあるべきだ」という社会の通念、または「こうなるはずだ」というファンタジーにとらわれやすい
- □相手の気分を敏感に察して、先へ先へと頭を働かせたり、心配したりする
- □「ノー」が言えず、なんでもかんでも引き受けて疲れてしまったり、うらみがつもったりする
- □責任感が強すぎて、なんでもがむしゃらにやりこなす

出典：『アダルト・チルドレン 癒しのワークブック』西尾和美 著（学陽書房）

「夫の気分を敏感に察して先回りしない」

「自分が変われば夫も変わるとの思い込みによる過剰な努力をしない」

「アイメッセージ（自分を主語とした話し方）を心がける」

「夫以外のことに意識を向ける」

「ひとりでいる時間を持つ」

「信頼できる人に自分の行動が共依存状態であるかをチェックしてもらう」

ことなどを日常生活で意識し、実行し続けていくことが回復につながります。


ひとりで取り組むのは難しいと感じる方も多いでしょう。

日本の社会においては、「耐えて夫や家族に尽くす、よい妻」というジェンダーバイアス（社会的・文化的性差による偏り）が未だに存在していますし、習慣化した生き方を変えていくのですから、そう感じるのは当然です。

その場合、カウンセリング、セルフヘルプグループでの学びや仲間とのつながりが役立つでしょう。

私が代表を務める支援団体では、共依存関係に陥っているカサンドラに向けての回復ワークショップなども行っています。よろしければ参加してみてください。

■参考図書

『愛しすぎる女たち』ロビン・ノーウッド著、落合恵子 訳（読売新聞社）

# 第4章

離婚

# 離婚も
# 前向きな
# 選択肢の一つ

# 離婚して幸せになったカサンドラも多い

## 幸せになるための離婚

「離婚」と聞くと、世間体が気になったり、敷居が高いと感じる方もいるでしょう。子どもがいると、成人するまでは我慢しよう、結婚式までは我慢しよう……と夫婦関係を維持するためにがんばってしまう妻も多いかもしれません。

しかし、体と心を壊してしまうほどのつらい思いを抱えているのであれば、離婚という選択を視野に入れてもよいかもしれません。

**離婚が幸せへのパスポートとなることも多くあります。**

私はカウンセリングや講座の場で、やみくもに離婚をするのではなく、「幸せになるための離婚」を強くおすすめしています。

「幸せになるための離婚」を実現するポイントは三つです。

**❶ 離婚後の生活に幸せなイメージを持つ**
**❷ 自分軸を持ち自己決定する**
**❸ 計画的に進める**

それでは、一つひとつ見ていきましょう。

## ❶ 離婚後の生活に幸せなイメージを持つ

「今の苦しくつらい状況から一刻も早く逃れたい」という気持ちだけで離婚することはおすすめできません。

「離婚後どのような暮らしをしたいのか」が明確になっていますか？

その暮らしでは、あなたがあなたらしく生きていますか？

幸せとは、自分が自分らしく生きていること、つまり自分を尊重していること。

**ゴールは「幸せな暮らし」**です。

離婚は、その幸せな暮らしを手に入れるための一つの通過点です。自分自身と幸せな未来に焦点を当てましょう。

## ❷ 自己決定

自分の気持ちの整理がついていない段階での離婚もおすすめしません。

離婚に向けての話し合いがスムーズにいかず、つらくしんどい期間があるかもしれません。

そんなとき、周囲から諭され離婚を決めたり、迷いがあると、乗り越えられずくじけてしまったり、離婚後の後悔につながることがあります。

誰かのためではなく、自分の幸せのために離婚を決めていますか？

自らの意志で自らの方向性を決定するということは、過去のつらい体験をも糧とし、今後を生き抜く力を手にすることなのです。

## ❸計画的に進める

離婚までの段取りや、離婚後の生活設計（住居、家計、仕事等）を具体的にシミュレーションしていますか？

どのタイミングで離婚しますか？

離婚の条件を具体的に考えていますか？

夫に、どのような形で離婚の意志を伝えますか？

夫が離婚に同意しない場合、離婚調停となる可能性もあります。

夫の収入、家庭の財政状況を把握していますか？

離婚後に生活ができるだけの収入の見込みを立てていますか？

お子さんがいる場合、子どもにはどのように伝えますか？　親権はどうしますか？

離婚に向けては、このような課題を一つひとつクリアしていくことが求められます。情報収集し、必要に応じて公的機関や専門家に相談し、しっかり準備を進めていきましょう。時間がかかったとしても、焦らず、着実な歩みこそが、幸せな離婚への近道なのです。

## 離婚を決断した人は人生をリセットする覚悟ができている

カウンセリングの現場から感じることは、離婚を選択する方の多くが、夫とのパートナー関係を解消し**「生き直したい」思い**を抱えているということです。

離婚を決断したカサンドラたちは、その理由を次のように語ります。

・パートナーに対し求める「譲れない条件」を夫が持っていない
・夫に、どうしても許容できない嗜癖、こだわりがある
・夫との関係性から生じた心の傷が深い（たとえ別居したとしても、短い接触の際にフラッシュバックを起こしてしまうケースもあります）

・お互いに支え合う老後がイメージできない
・夫を人として尊敬できなくなった

彼女たちはこうした理由から、「夫」と「夫との過去」に離婚という形で決別し、新たな人生のスタートを踏み出していくのです。

次ページからは、離婚を選択した夫婦のケースを二つ紹介します。

離婚ケース1

# 夫は趣味人で金遣いが荒く風俗通い。夫の顔色を伺い過ごす妻（三〇代）

夫の特徴　一方的にしゃべる。気に入らないことがあると口をきかなくなる。趣味に夢中。悪びれず風俗通い。周囲からは、イケメンで高収入な夫だと思われている。アスペルガー症候群（尊大型）。

## 気分を損ねると一カ月以上も口をきかなくなる夫

Eさんと夫との出会いは、婚活サイトでした。

経済的に厳しく、両親の諍《いさか》いが絶えない家庭を居心地が悪く感じていたEさんは、あたたかい家庭をつくることが夢でした。

しかし、理想の男性との出会いになかなか恵まれなかったため、大手婚活サイトに登録して婚活を始めました。

何人かの男性のプロフィールが送られてきたなかで、大手企業勤務、年収も申し分なく、趣味欄にEさんと同じ「テニス」とあった男性に目が留まりました。

プロフィール写真も清潔感があり好感が持てたので、会ってみることにしました。

実際に会ってみると、同じ趣味のテニスの話題で盛り上がり、意気投合。

その後のデートでは、ざっくばらんに自分の事を語り、ときには子どものように甘えてくる彼に、「自分に心を許してくれている」と嬉しくなり、惹かれていったEさん。婚活中のふたりだったこともあり、トントンと話が進み、交際期間半年でゴールインとなりました。

結婚式では友人たちから、「素敵な人を見つけたね！」と羨ましがられ、Eさんは得意げな気持ちと幸せでいっぱいでした。

夫は仕事が忙しく、帰宅が遅くなることが多いということで、家事育児は自分が中心に担おうと、結婚後、Eさんは仕事を辞め、専業主婦となりました。

専業主婦はEさんの夢でもありました。

平日は夫の帰宅が遅く、会話をする時間はほとんどありませんでしたが、週末は一緒にテニスを楽しみ、新婚生活に幸せを感じていたEさんでした。

ほどなく妊娠、出産。

実家にはかかわりたくないEさんは、退院後、ひとりでの育児を開始。

夫に対する違和感を持ち始めたのは、その頃からでした。

## 風呂上がりの赤ん坊を裸のまま放置してテレビに釘づけ

自分の子であれば、様子が気になるように思うのですが、夫は仕事から帰宅すると、子どもの寝顔を見ることも、日中の子どもの様子を尋ねることもしませんでした。

Eさんが慣れない育児の不安を伝えても、「そうなんだ」の一言しか返してくれません。仕事で疲れているのだろうと夫を慮《おもんぱか》る一方で、自分の好きな話題についてはー方的にしゃべり続ける夫に対し、小さな不満を抱え始めたEさんでした。

平日は、育児にてんてこまいのEさん。「休日くらい、少しゆっくりひとりでお風呂に入りたい」と夫に伝えたところ「僕が入れるよ」と言ってくれました。

しかし、夫は、生後まもない娘がお風呂のなかでむずかると、「なんで泣くんだ！」と湯船のなかで大声で叱るのです。

こうしたことが何度も続いたため、夫にお願いすることは諦めたEさん。

それならば、とEさんが子どもをお風呂に入れ、夫には湯上りのお世話をお願いすることにしました。

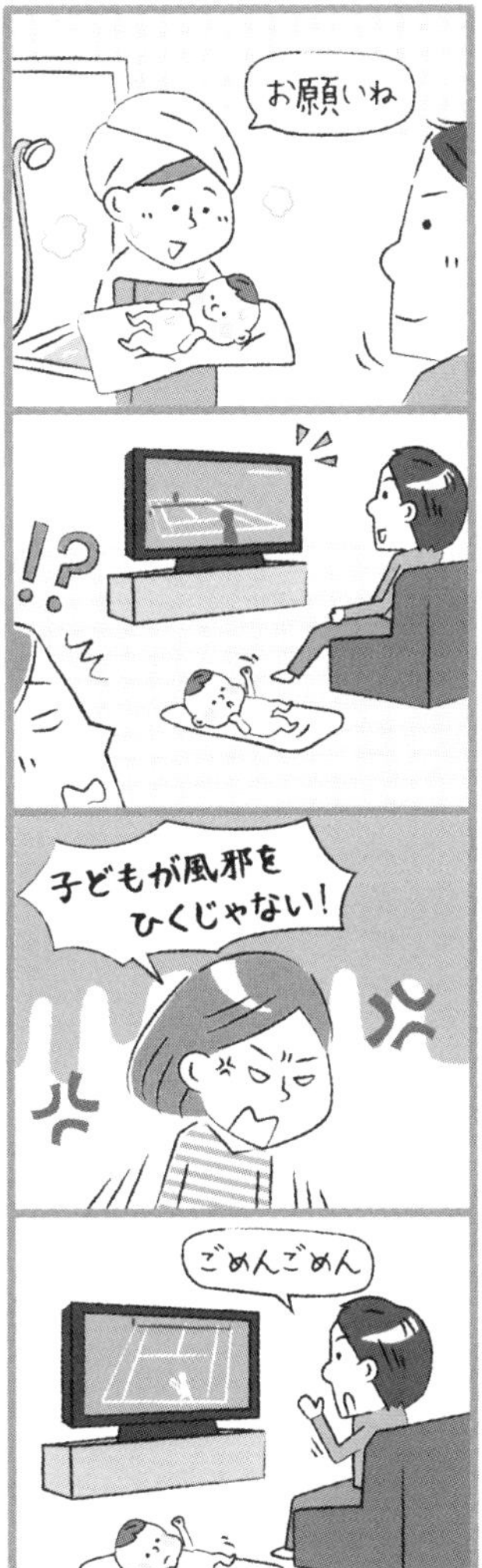
お願いね
!?
子どもが風邪をひくじゃない!
ごめんごめん

しかし、Eさんがお風呂から上がると、子どもが裸のままで床に転がっています。

夫はソファーで、テレビで放映しているテニスの試合にくぎ付けになっています。

驚いたEさんは、「子どもが風邪をひくじゃない！」と大声を出したところ、夫は「ごめんごめん」と謝りましたが、そのままテレビを観続けています。


夫は子どもにおしめをつけないまま、洋服を着せてしまうこともありました。

赤ちゃんにおしめをすることは常識と思っていましたが、新米パパなので知らなかったのだろうと、優しく教えたEさんでしたが、何度教えても夫は同じことを繰り返すのでした。


出産後一カ月が過ぎた頃、夫の仕事が休みの日に三人でお宮参りに行き、その後、フォトスタジオで写真を撮影することにしていました。

当日の朝、久しぶりにメイクをし、よそ行きのワンピースを着て準備を整えていたEさん。

ところが夫は、「行ってくるね！」とニコニコしながら、ひとりで出かけようとするのです。

Eさんは驚き、「今日は、お宮参りの日だったよね？」と夫に言うと、「あれ、そうだっけ？　ごめん、今日テニスの試合なんだ。今さらキャンセルできないから行ってくるね」と出かけてしまいました。

怒る気力もわかず、ただただ呆気《あっけ》にとられたEさんなのでした。

夫は、Eさんと子どもの体調が悪いときでも気にかける様子はありません。気にかけるどころか、好きなテレビを見てゲラゲラ笑っていることもありました。

子どもの誕生日やクリスマスにプレゼントを買ってはくるものの、それ以外に父親としての子へのかかわりが少なく、育児はほぼEさんが担っています。

Eさんの不満は、日増しに大きくなっていきました。

## 言い合いの末、一カ月間、口をきかなくなった夫

ある日、風邪気味で体調が悪くベッドで横になっているEさんに「お腹すいた。ご

はんまだ？」と夫は子どものように言ってきました。

そんな夫に、ついに堪忍袋の緒が切れたEさんは、「なんでいつもあなたは自分勝手なの！」と怒りをぶつけました。

それに対し夫は「自分勝手なのは君じゃないか！　専業主婦なんだから食事の支度くらいしろよ！」と言い返してきました。

「具合が悪いのよ！」「言わなきゃわからないだろう！」「そのくらい私の顔色見ればわかるでしょ！」「具合が悪いときの顔色は何色か教えてくれよ！」「そういう問題ではなくて！」「じゃあどういう問題なんだ！」とふたりの会話はヒートアップ。折り合いがつきません。

そのうち夫は、見たいテレビ番組があると言い、話の途中でリビングに戻ってしまいました。

その後、夫はEさんと口をきかなくなりました。言い過ぎたかなとも思い、Eさんが謝っても、夫は無視。食事も外で済ませてくるようになりました。

その期間は約一カ月続き、その間Eさんは針の筵《むしろ》の上にいるような気持ちでした。

そんなことがあってから、Eさんは夫の顔色を伺うようになり、自分の気持ちを夫に伝えることを控えるようになりました。

## 録画を忘れただけなのに土下座をさせられる

夫はと言えば、相変わらず平日の帰宅時間は遅く、休日はひとりでテニスに出かけることが多くなりました。家庭生活にはほぼかかわらず、マイペースに行動しているように思えます。

ある日のこと、テレビでテニスの試合中継があり、その録画予約を夫から頼まれていたのですが、Eさんはうっかり忘れてしまいました。

それを知った夫は烈火のごとく怒り、「なぜ約束を守らないのか！」とEさんを責めたてました。いくら謝っても夫の怒りは収まらず、最後には土下座をさせられたEさん。

その後、夫は二カ月間、口をきかなくなりました。

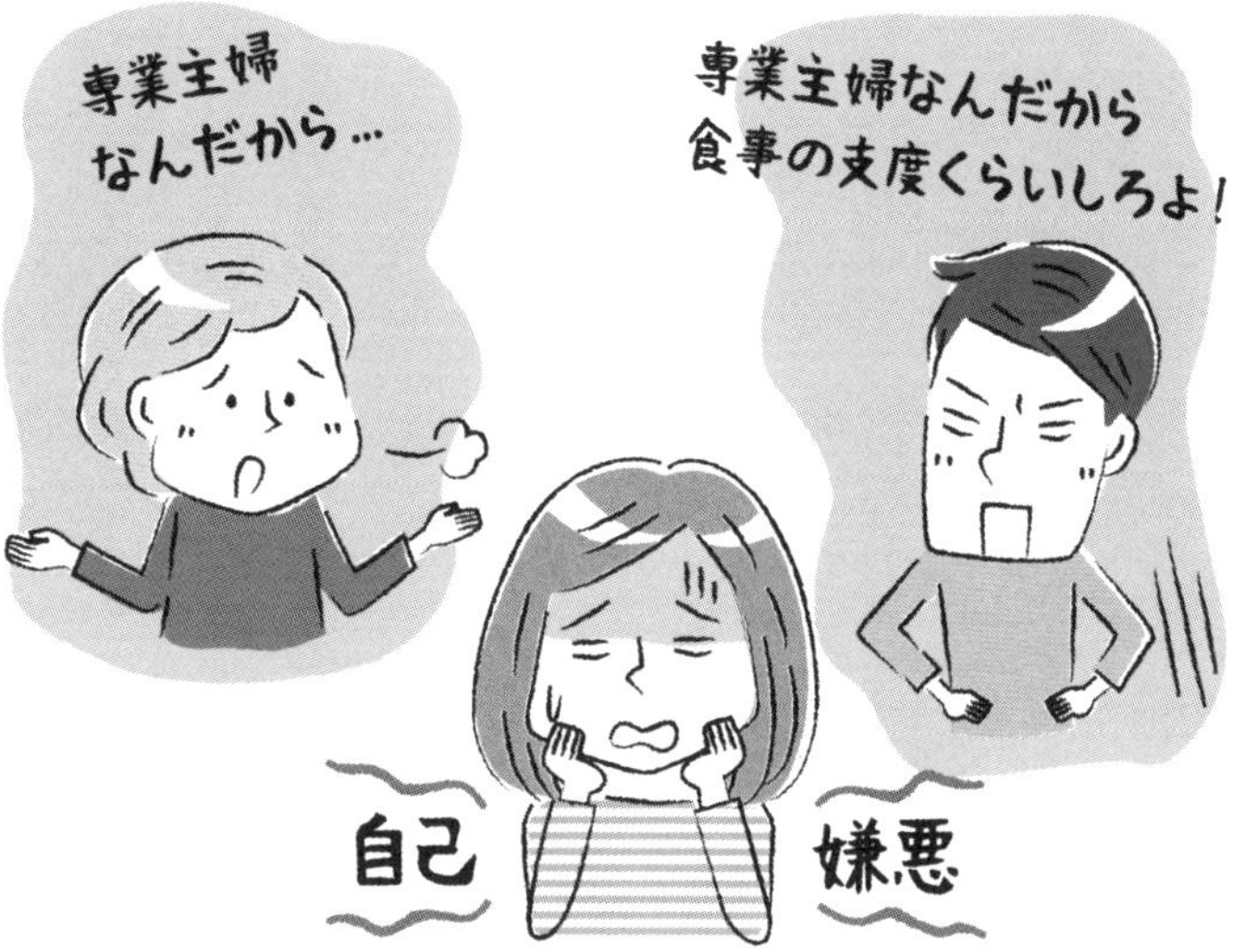
専業主婦なんだから
食事の支度くらいしろよ！
専業主婦
なんだから…
自己嫌悪

友人に相談したところ、「仕事が忙しいご主人は、よっぽど楽しみにしていたのでしょうに。専業主婦なのだから録画予約くらい忘れずにしてあげたら」と言われ、自己嫌悪に陥ったEさんでした。

その頃からEさんは、夫は自分や子どもを愛していないのでは？　という不安感と、同じ屋根の下に暮らしていても気持ちが通っていないようなさみしさと、家事や育児をひとりで抱えている疲労感に襲われるようになりました。

友人に羨《うらや》ましがられ、経済的にも安

定しているこの結婚を破綻させたくない……。

その思いから、Eさんは、夫の怒りに触れないよう気を遣うようになりました。

しかし夫は、Eさんの予想もつかないところで時々機嫌が悪くなり、その後しばらく口をきかなくなります。

Eさんは毎日、神経を張り詰めながら過ごす生活に、過度なストレスを感じるようになりました。

## 不安と不眠が続き精神科へ

そのうちEさんは、自分がまた夫を怒らせてしまうのではないか……という不安感に苛《さいな》まれて不眠がちとなりました。

精神科を受診したところ「不安神経症」と診断され、薬を処方されました。

精神科を受診し始めた頃から、Eさんは夫との性生活を負担に感じるようになりました。

ある晩、夫からセックスを求められたとき、「体調が悪いから」と拒んだところ、夫は烈火のごとく怒り出しました。

不安神経症と診断されていることを伝えても、夫は「病気になったのは、お前が悪い！」「夫婦なんだからセックスするのは当然だろう」と迫ってくるのでした。

Ｅさんが「今日は許してください」と懇願し続けると、夫は「じゃあいい！」と自分の布団に入り、Ｅさんに背中を向けて寝てしまいました。

妻の体調を案じず、自分の欲望を押しつけてくる夫に、Ｅさんは嫌悪感と強いさみしさを覚えました。

それ以降、夫から求めてくることはなくなり、セックスレスとなりました。

## 強まる夫への嫌悪感

子どもが小学生になった頃、夫のスーツをクリーニングに出す前に、ポケットの中身を確認していたら、名刺サイズのカードが入っていました。

何気なく手にすると、風俗店の会員証でした。

Ｅさんは、一カ月迷った末、夫にこの件に関してどういうことなのか、恐る恐る尋ねました。すると、夫は平然とした顔で「友だちから預かった」と言うのです。

直感的に、夫が嘘をついていると感じたEさん。

その後、夫のカバンをチェックすると、違う風俗店のカードが数枚、そして、避妊具が見つかりました。

本人が通っていることに違いないと、再度、夫に説明を求めたところ、「勝手にオレの鞄の中身を見たお前が悪い！」「自分の小遣いなんだから、何に使ってもいいだろう！」「これは浮気ではない！」と、謝るどころか、ひとしきり怒鳴ったあと何も言わず、外に出て行ってしまいました。

この頃からEさんは、夫への嫌悪感がさらに強まり、夫の帰宅時間が近くなると、緊張感と動悸と胃の痛みを覚えるようになりました。

この人となら幸せになれると結婚を決意したEさん。

現在、確かに経済的には困っていませんが、同じ屋根の下に暮らしていても、労《いた》わり合いや会話がなく、Eさんはひとりでいるようなさみしさを抱えつつ、夫の顔色を伺いながらの夫婦関係に限界を感じています。

「離婚」の二文字が頭をよぎりますが、専業主婦で体調が芳しくないEさんにとって、「離婚」は経済的な面でハードルが高い選択にも感じます。

何とか解決の糸口を見つけたいと、Eさんは私のカウンセリングルームを訪れたのでした。

離婚ケース1

回復アプローチ

# 経済的な自立を果たすため資格を取得

## 夫には内緒で介護資格を取得

Eさんは、夫との生活にかなり憔悴している様子でした。

「夫への対応を工夫し、関係改善を図ることを試されてみますか？」と尋ねたところ、

「夫に対する気持ちはすっかり冷めてしまったので、関係改善は考えていません。これからも、おそらく夫は変わらないように思えるし、この夫婦関係が子どもに与える影響も心配です。子どもを連れて離婚をしたい。

周囲には、どう思われてもいい。ネックは経済面だけなのです」

と、しっかりとした口調で語りました。

Eさんの離婚への強い意志を感じたため、私はネックとなっている経済的自立が可能かどうかを、具体的にシミュレーションしていくことにしました。

その結果、財産分与と養育費の支払いを受けたとしても、Eさんが仕事を持たないと生活は厳しそうだとわかりました。

Eさんが「安定的に働き続けられるよう、介護職の資格を取得したい」と希望されたため、私はケアワーカーとしての知識や技術を無料で学ぶことができる職業技術校の情報をお伝えしました。

その後Eさんは、資格取得のため受験を決意。職業技術校での訓練修了後、就職が決まった段階で、離婚を切り出す計画を立てました。

夫には何も伝えないまま、ハローワークへ求職の相談に行き、訓練校を受験し、見事合格。半年間、訓練を受けることになりました。

久しぶりの勉強は正直ラクではなかったようですが、経済的自立を果たすため、Eさんは必死で勉強に取り組みました。

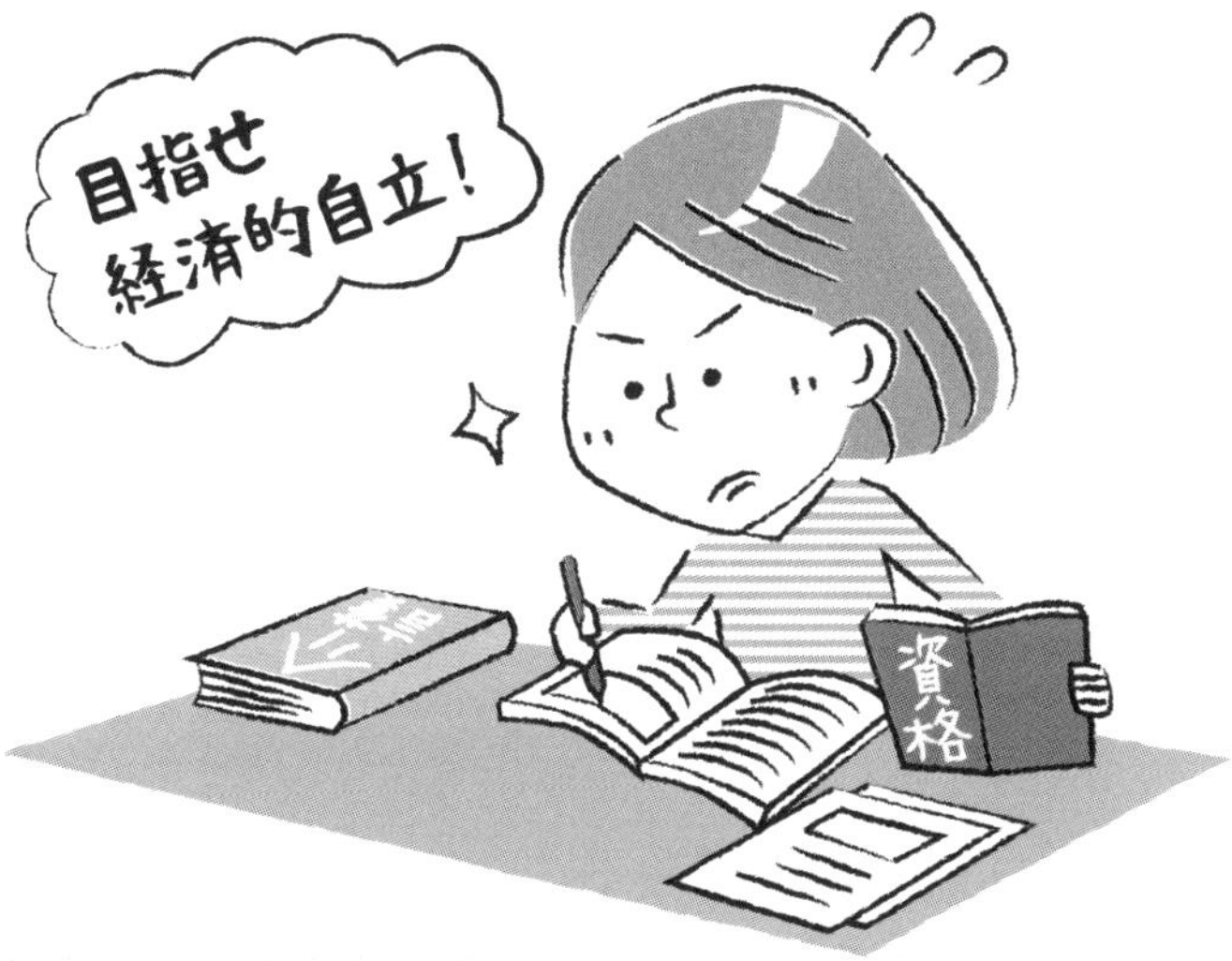


家族に対する関心が薄い夫は、朝早く家を出て夜遅く帰宅していることもあり、Eさんが訓練校に通っていることにまったく気づきませんでした。

## 離婚に向けて着々と準備

また私から、離婚に向けては必要に応じて法律面の専門家の力を借りることも有効であることや、無料で法律相談や弁護士費用の立て替えを受けることができる〝法テラス〟の民事法律扶助制度についてお伝えしたところ、「ぜひ、そうしたい」とEさん。

私が連携している、カサンドラへの理解のある弁護士を紹介したところ、Eさんはさっそく連絡を取り、相談をしながら離婚の準備を着々と進めていきました。

何とか就職できそうな光が見えてきたEさんは、小学校低学年の子どもに、「ママはあなたと一緒にこの家から引っ越しをして、パパとは別に暮らすことにしたいのだけど、どうかしら？」と相談しました。

「パパに会いたければいつでも会える」こと、「転校はしなくてもいい」ことを併せて伝えると、子どもはあっけらかんと「いいよ」と答えたそうです。

「夫はほとんど家におらず、母子家庭のようでしたから、子どもも父親に対する情が薄いのかもしれません」と語るEさんでした。

## 夫は「自分の何がいけないのかわからない」の一点張り

Eさんの夫は、関心を持てないことにはじっくり耳を傾けたり、冷静に建設的な話し合いを持つことができないということでした。

そこで私は、「読み返すことができるよう、離婚したい旨と、その理由を記載した手紙を渡しつつ、離婚の意志を伝えたらどうか」と提案しました。

私からのアドバイスを受け、そのようにしたEさん。

しかし、手紙を読んだ夫の反応は、「十分な生活費は渡している。自分の何がいけないのかわからない」の一点張りでした。

Eさんが手紙に書いた、子育てや家庭のことにもっとかかわって欲しかったこと、立腹して長い間口をきかなくなることの辛さ、自分の体調を少しは気にかけてもらいたかったこと、風俗通いに傷ついたことに対する夫からの答えはありませんでした。

Eさんの気持ちを受け止めようともしない夫に、Eさんは愛情を感じることができず、離婚の意志は揺るぎないものとなりました。

## 弁護士の勧めで調停へ

夫が頑として離婚に応じなかったため、Eさんは弁護士のアドバイスにより、離婚調停と婚姻費用分担請求調停を申し立てると同時に、子どもを連れて家を出ました。

婚姻費用については、離婚するまでの期間、毎月、妻の口座に振り込むとの内容で調停が成立しました。

その後の離婚調停の場で、夫は「妻と子どもを大事に思っている。離婚をするつもりはない」と主張。

Eさんは、長いときは数カ月にわたる夫の無視、体調不良時のセックス強要、風俗通いにより精神的に追い詰められ精神科を受診したこと、夫の気配を感じるだけで具合が悪くなること、そして、婚姻関係の継続は不可能で離婚訴訟も考えていることを訴え続けました。

話し合いは平行線でしたが、数回目の調停の際、夫から「離婚をしてもよい」旨の話がありました。

夫は婚姻費用として、Eさんと子どもの生活費を支払っているのですが、離婚すれば子どもの生活費（養育費）だけを支払えばよいことに気づき、離婚を考え始めたようです。

金銭面の損得で判断をする夫に、若干のやるせなさを感じたEさんでしたが、離婚まであと一歩と思うと、よろこびと安堵感が全身に広がっていくのでした。

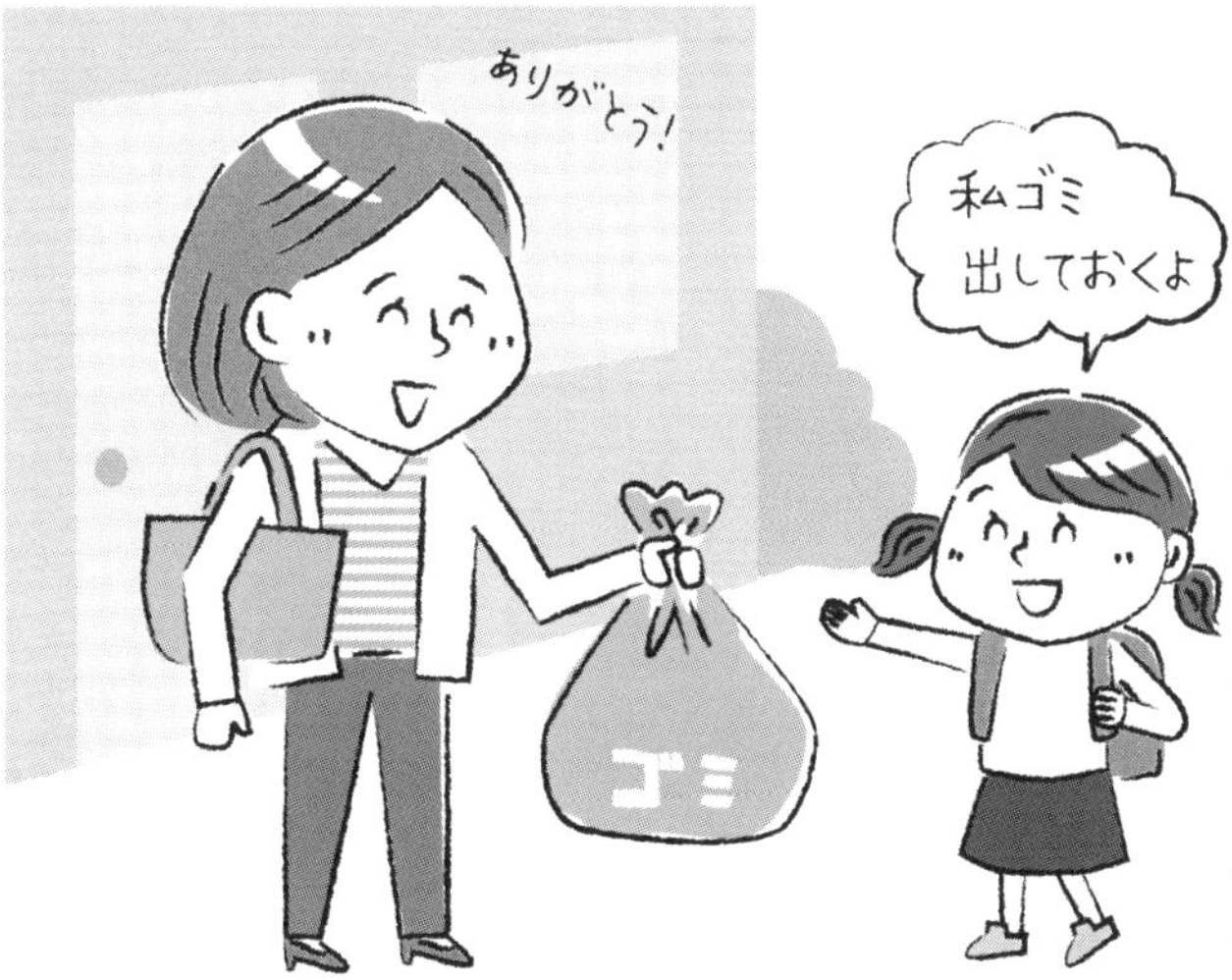


その後、子どもの親権者を母であるEさんとし、養育費を二〇歳まで支払うこと、月一回程度の面会交流を行うという内容で離婚調停が成立しました。

財産分与では、預貯金の一部と、子ども名義の学資保険などは、Eさんが取得することができました。

## 自分と子どもが「笑っている」ことに気づいた

シングルマザーとなったEさんは、老人ホームで働き、多忙な毎日を送っています。

お子さんは、働くお母さんを応援し、お手伝いをしてくれているそうです。

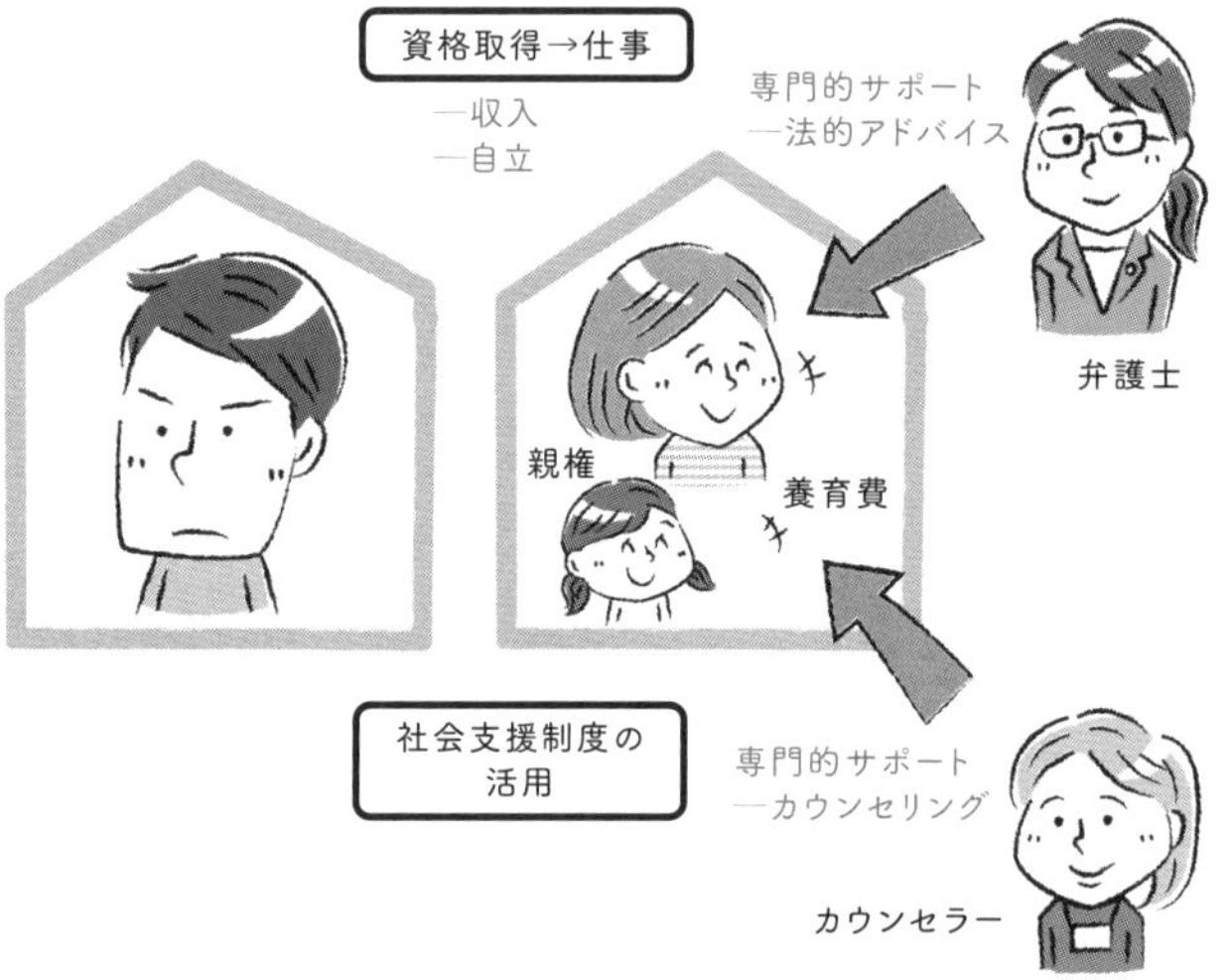


そして、夫と暮らしていたときに不安神経症を抱えていた自分が嘘のように、今は元気を回復しているとのこと。

最近、自分と子どもが「笑っている」ことに気づいたそうです。

「一時は八方ふさがりかと思いましたが、カウンセラーや弁護士のサポートを受けたことにより、社会支援制度につながり、計画的に離婚への道を歩むことができました。

夫との関係に悩み、体調を崩しても耐えていた頃の自分は、他者から見た〝幸せな家族〟の形にしがみついていたのだと思います。

父親と母親が揃っていることや、豊かな経済状況が、必ずしも子どもの幸せや気持ちの安定につながるわけではなく、たとえひとり親でも、親がいきいきとした笑顔でいることが、大切なのだと実感しました。

今の職場で実務経験を三年積んだ後、さらに安定的な収入を得るためにも、介護福祉士の資格取得を目指します」

こう語るEさんの瞳には、清々《すがすが》しさと力強さが宿っているように感じたのでした。

**妻が心地よく過ごせるようになった要因**

- 他者から見た〝幸せな家族〟にしがみつくことをやめた。
- 社会支援制度の活用。
- 経済的自立を果たした。

離婚ケース2

# 夫は一見いい人。こだわりが強く受動型。共感が得られず妻はストレスフル（五〇代）

夫の特徴　穏やか。共感がない。会話は主に単語だけ。潔癖行動あり。こだわりが強い。セックス経験はゼロ。周囲からは「いい夫」だと思われている。アスペルガー症候群（受動型）。

## こだわりが強すぎる夫

Ｆさんは結婚当初から、夫のこだわりに悩んできました。夫には潔癖なところがあり、外出後、家のなかに入る前に、「外のよごれが家のなかに入るから」と、念入りに手で埃をはらいます。そして、それをＦさんにも同じようにしてくれとお願いしてきます。

ごはんは炊き立て、味噌汁は作り立てでなければ、夫は受けつけません。そのため、食べるタイミングを見計らって、準備をしなければなりません。

お店のポイントを集めることが大好きで、必要なものがあっても、ポイント二倍などのキャンペーンの日まで購入を待つように夫は言ってきます。トイレットペーパーや洗剤がきれてからでは遅いので、事前にストックを買っておかなければなりません。

そのほかにもある数々のこだわりに、Fさんは負担を感じていました。

夫に、その気持ちを伝えると、毎回、素直に「わかった」と話すのですが、まったく変化はありません。

そのうち、夫にないがしろにされている感覚に陥るようになりました。

Fさんが話しかけても、基本的に彼の口から出る言葉は「単語」です。

ふたりでテレビを観ていて、Fさんが感想を話しても、「うーん」と言うだけで、夫が感想を話すことはまずありません。

しかし、自分の趣味である歌舞伎の話になると、とうとうと何時間でも夫は語り続けます。Fさんが飽きて疲れてきても、そのことには気づかないようです。

Ｆさんが風邪で体調が優れなくても、夫から声をかけてくることはありません。Ｆさんから「具合が悪いので」と伝えれば、「何かすることある？」と言い、してほしいことを伝えればやってはくれます。

しかし、Ｆさんが望んでいるのは、「大丈夫？」といった労《いたわ》りの言葉なのでした。

## 夫との生活にストレスを感じるように

夫は穏やかで、お給料はすべてＦさんに渡してくれます。

しかし、Ｆさんは夫との生活に、少しずつストレスを感じ始めていました。

何人かの友人に相談しても「うちの夫だって気が利かないわよ」「きれい好きでいいじゃない」「専業主婦なんだから、炊き立てごはんを出してあげればいいじゃない」「お給料をすべて渡してくれるんでしょ？　暴力をふるうわけではないし、あなた、ぜいたくよ」と言われます。

次第にＦさんは、自分がわがままなのかもしれないと思うようになりました。

ある日、テレビでアスペルガー症候群についてのテレビ番組を、それとなく観ていたＦさん。

その番組のなかで、アスペルガー症候群の特性と夫の行動に重なる部分がいくつもあったため、もしかして夫はアスペルガー症候群なのではと思い始めました。

その後、何冊か書籍を読み、カサンドラ症候群のことも知り、同じ立場の人たちの話を聞きたいと、セルフヘルプグループのミーティングに参加しました。

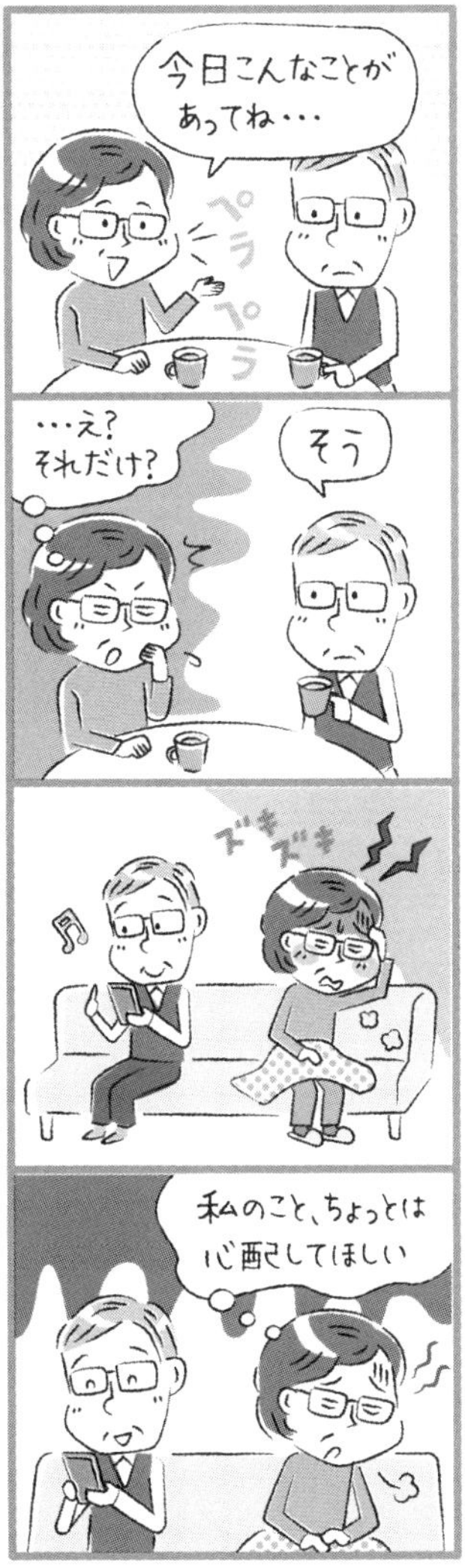
今日こんなことがあってね・・・
ペラペラ
・・・え？それだけ？
そう
ズキズキ
私のこと、ちょっとは心配してほしい

回復アプローチ

離婚ケース2

# ひとりで旅行に出かけ、自分の時間を長く持つように

## 実は、夫と一度もセックスがない…

セルフヘルプグループのミーティングに参加されたFさんは、

「共感のない生活と、夫のこだわりの強さに合わせなければならない生活がつらい。でも、彼がアスペルガー症候群であるならば、それは彼の特性なので、変えようがありません。私はそのことを受け入れなければいけないのに、ストレスを感じている。私は酷い人間です。彼は優しいし、給料もすべて渡してくれるのに……」

と、始終泣いていました。

その後のミーティングでも毎回涙ぐみ、同じような話をされていたFさん。強い「罪悪感」を抱えている様子を感じました。

その後Fさんは、カウンセリングを希望され、私のカウンセリングルームを訪れました。

Fさんは思いつめた様子で、しばらく沈黙したあと、ふりしぼるような声で「誰にも言ったことがないのですが、一度もセックスがないのです……」と語りました。

Fさんと夫は婚前交渉がなく、新婚旅行の初日、彼はベッドに入ると、すぐに眠ってしまいました。旅行中一度も彼から求めてくることはなく、Fさんも自分から働きかけることを恥ずかしく感じ、何もないまま新婚旅行を終えました。

一緒に暮らし始めても、彼から求めてくることはなく、半年が過ぎました。

Fさんは子どもが欲しかったため、勇気を出して夫に「赤ちゃん、どうする?」と尋ねたところ、「そのうち考えようよ」と言われました。

一年がたった頃、ふたたび夫に尋ねると、「セックスは不潔」と言われ、その発言の意図が理解できず、動揺したFさん。

それ以降、誰にも相談せず、セックスレスの結婚生活が二〇年以上続いたのでした。

## 夫が帰ってくると気が滅入るように

あるときFさんは、「セックスができないのなら、眠る前に布団のなかで抱きしめてくれるだけでいい」と伝えてみました。

「考えておくね」と夫は答えましたが、その後も変化はなく、一度たりともFさんを抱きしめることはありませんでした。

夫との結婚生活からは、お互いの身体のぬくもりを感じながらの安らぎも得ることができず、望んでいた出産も、Fさんは諦めざるを得ませんでした。

そのうちFさんは、夫といると気が滅入るようになりました。

朝、夫が家を出るとほっとするのですが、夕方夫が帰宅する数時間前から動悸を覚えるのです。

さらには突然涙があふれてきたり、眠りも浅くなってきたため、精神科を受診した

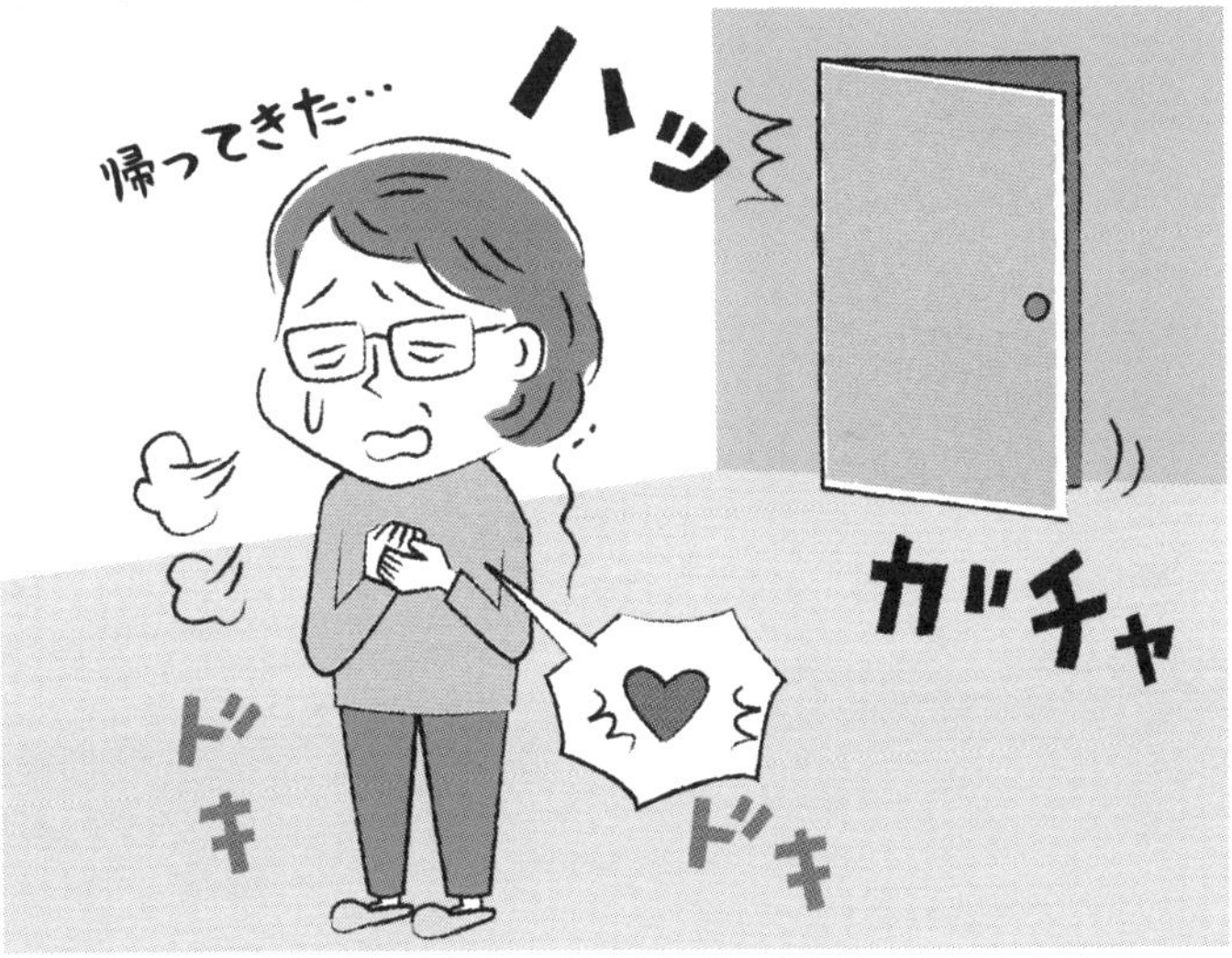


ところ、抗不安薬と睡眠導入剤を処方されました。

しかし、服薬を続けても気持ちはなかなか安定しません。

ここ数年は、自分が何をしたいのか、自分にとって何が楽しいことなのか、**自分の気持ちが感じられなくなってきた**と言います。

## 気持ちがラクになる時間を持つ

カウンセリングで私が「気持ちがラクだと感じるときはいつですか？」と尋ねたところ、Fさんは「ひとりで旅行する一日目」だと言います。

少しでも気持ちがラクになる時間を持ちたくて、夫に対する罪悪感を抱えながらも、半年前から、ひとりで月に一回程度「実家に帰る」という名目で、近場の安いビジネスホテルに素泊まりで一泊し、お金をかけないよう、朝と夜はコンビニで買ってきたもので済ませているFさん。

「家を出て、今夜は帰宅しなくてもいいと思うと、ほっとします。でも、翌日の朝になると、気持ちが落ち込みます」

月に一回、一泊二日の外泊で、何とかしのいでいたFさんでしたが、それでもストレスが解消しきれず、夫といることがさらに苦痛になってきました。

私はFさんに、外泊の期間を延ばしてみたらどうかと提案しました。

Fさんは、夫に対する罪悪感から、初めのうちはためらいを見せましたが、限界を感じていたのでしょう。数カ月に一度は、三泊するようになりました。

## 私は「向き合える人」がいい

半年過ぎた頃、Fさんは思い切って発達障害について書かれた書籍を夫に見せながら、「あなたはアスペルガー症候群ではないかと思う」と伝えました。

夫は穏やかな口調ながらも、きっぱりと「僕は違うよ」と答えたと言います。

一年ほど経った頃、明らかにFさんに変化が見られるようになりました。

少し表情が明るくなり、「夫と離れて四日間過ごしていると、最後のほうは自分に戻ったような感覚を持ちます。もう一度、自分の気持ちを冷静に夫に伝えてみようと思います」と語るのでした。

そして、さらに半年ほどたった頃のこと。

「私が自分の気持ちを伝えても、夫には一向に届いていない気がします。夫は私と向き合うことをしない。夫は変わらないと思うのです。

確かに、夫はまじめに働き、給料もすべて渡してくれる。暴力や暴言があるわけでもない。穏やかで優しいときもあります。

でも、私は、向き合える人がいいのです」

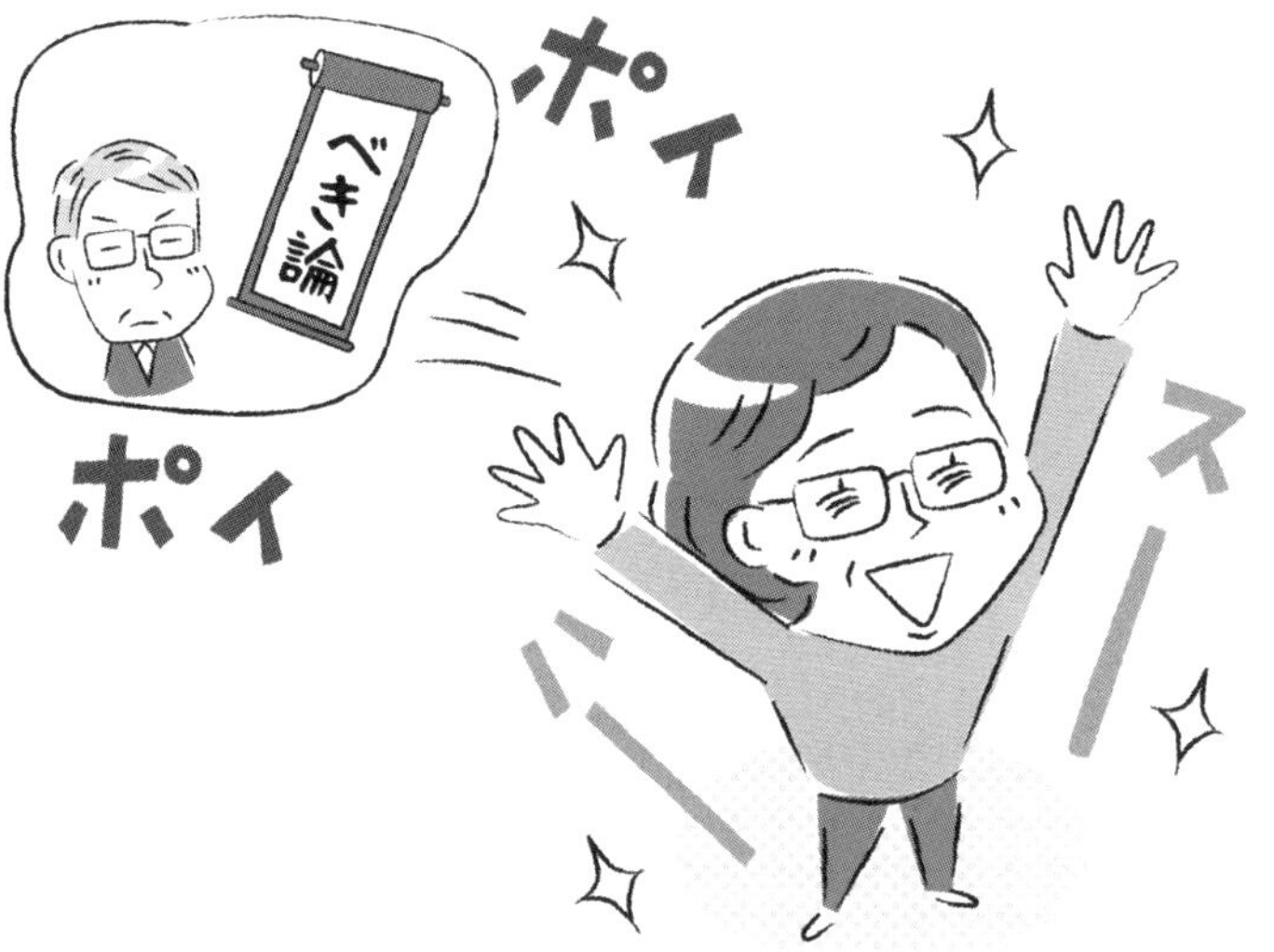


と、はっきりとした口調で語るようになりました。

## 夫に離婚の意志を伝えはしたものの…

さらに半年ほどたった頃、Fさんは離婚を決意。

夫と離れた時間を持つことで、心身をリラックスさせ、自分の気持ちをていねいに見つめ続けた三年間の末、Fさんが自ら出した答えでした。

ご両親やきょうだいに離婚の件を伝えたところ、「優しくまじめな夫と離婚したいとは何事か！」と猛反対を受けましたが、Fさんの決意は揺らぎませんでした。

私は、「離婚の意志を夫に伝える際には、口頭で説明するだけでなく、手紙を渡すと、理解しやすく記憶にも残りやすいかもしれない」「話し合いが困難な場合は、弁護士のサポートを受けることも視野に入れたほうが賢明かもしれない」とFさんにアドバイスしました。

当日、夫はFさんの話を無表情で聞きました。

そして手紙を読んだあと、「職場には何て言えばいいんだろう……」とつぶやき、離婚には応じませんでした。

Fさんはその反応に唖然とし、この、いつも背を向けられているようなさみしさや、伝わらない虚しさを抱えながら、やはりこれ以上、夫と生きていくことはできないという気持ちを強くし、何度も離婚したいと伝えました。

しかし論点が噛み合わず、話の途中で夫が席を立ってしまい話し合いにならないため、Fさんは弁護士に相談し、代理交渉を依頼しました。

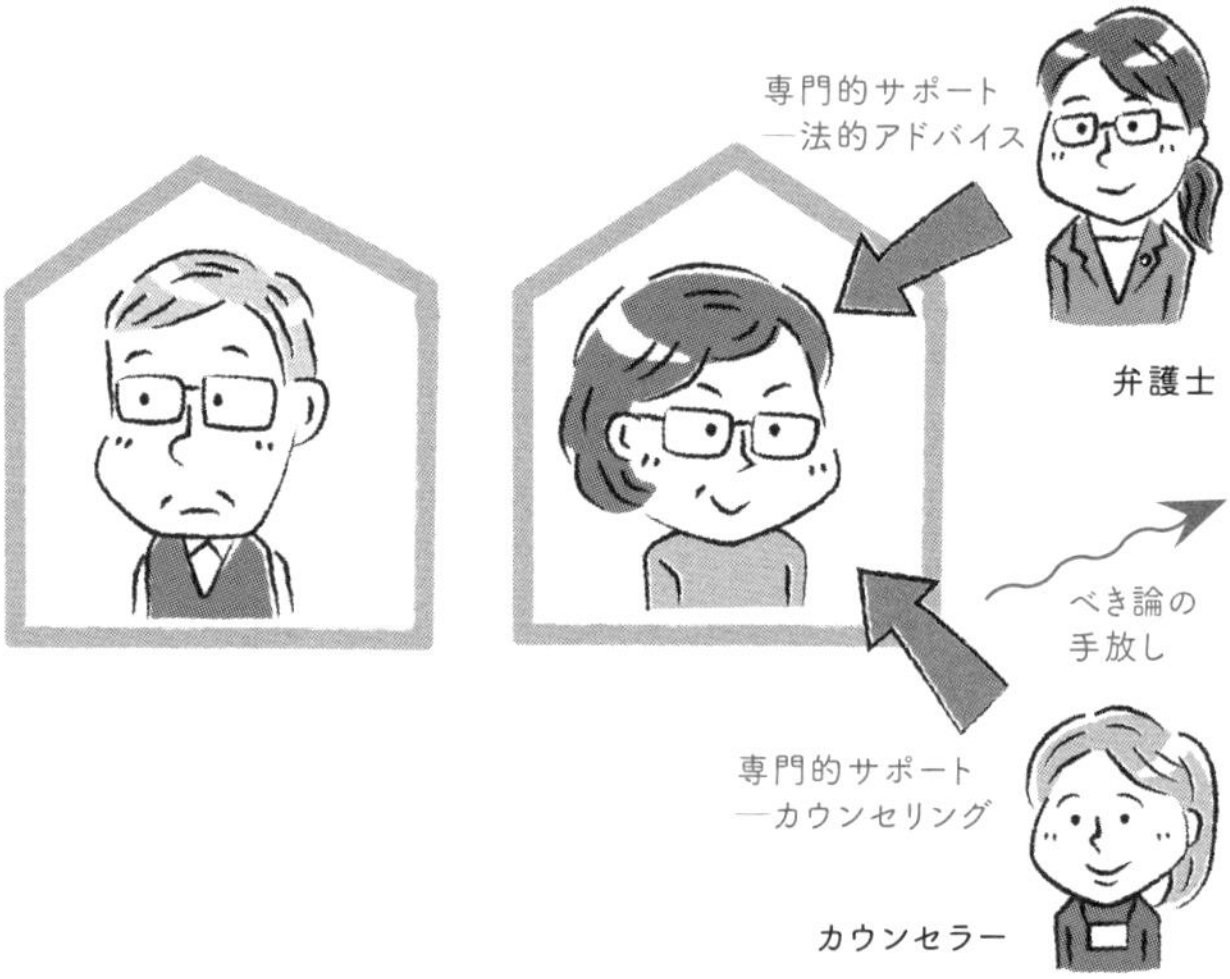
専門的サポート
—法的アドバイス
弁護士
べき論の
手放し
専門的サポート
—カウンセリング
カウンセラー

弁護士の直接交渉の結果、おおよそ六カ月で離婚の協議が整い、財産分与についての公正証書（※）を作成するまでに至りました。

## 彼女を縛っていたもの

離婚後、Ｆさんはパートタイムで仕事を始めました。

結婚生活の間、しっかりと貯蓄に励んでいたため、離婚時に受けた財産分与と今の収入で何とか暮らしていくことができそうです。

（※）公証人という法律の専門家が作成した公文書。証明力があり、安全性が高い。

離婚後は、何かから解放されたようで、深い呼吸ができるようになったと言います。

「何から解放されたのでしょうか」と問いかけると、

「夫から？　いや自分自身を縛っていた『べき論』からかもしれません」

と答えたFさんの柔和なまなざしが印象に残りました。

**妻が心地よく過ごせるようになった要因**

- 時々、外泊をして、夫と距離を取ったことで、自分を取り戻した。
- 自分の気持ちをていねいに見つめ続けた。
- 離婚すべきではない、自分が我慢すべき……といった「べき論」から解放された。

# 離婚を選択したときに自己否定しないためのヒント

## 別居・離婚は「失敗」ではありません

前述したケースに登場した妻たちを含め、別居や離婚をしたことで、カサンドラ症候群から回復し、幸せになった方々の多くは、迷いもなくその選択をしたわけではなく、ためらいや葛藤の道のりを経て、決意しています。

そのためらいや葛藤の理由に多く挙げられるものが、別居や離婚に対する「マイナスイメージ」による自己否定感です。

カウンセリングにいらした方から、「私は〜なんです」と具体的に語られる「〜」にあてはまる内容としては、以下の三つに大別されます。

❶ **失敗者**
❷ **「普通の家庭」を壊そうとしているダメな妻・母親**
❸ **発達障害の夫を受け入れることができない非情な妻**

カウンセリングでは、こうした別居や離婚に対する「マイナスイメージ」の認知を変えるアプローチを行い、自己否定感を軽減させていきます。

まず、①の失敗者についてですが、一度結婚したならば、同じ屋根の下で死ぬまで暮らし続ける「べき」なのでしょうか?

夫婦仲がよく、家庭がくつろげる場であり、ふたりがともに暮らしたいと希望するのであれば、ずっと一緒に暮らせばよいのです。

しかし、夫婦関係のストレス解消がどうやっても難しく、家庭が心落ち着く場ではないことが原因で、自身の心身に不調をきたしている場合に、その状況を変えることは果たして「失敗」なのでしょうか。

すべての人が、「ここに帰れば安心して心と身体を癒して回復できる〝安全基地〟

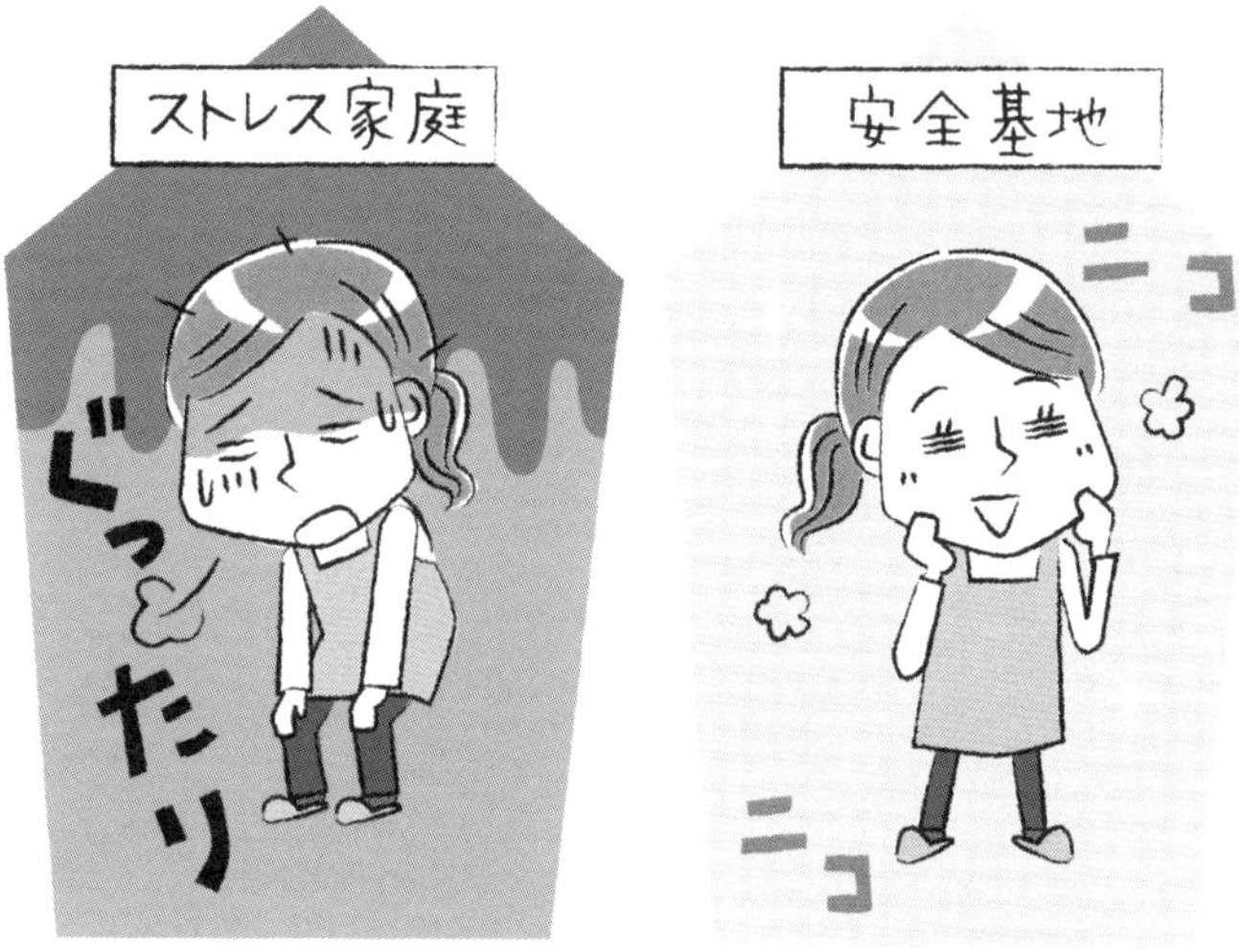


としての家庭を持つ権利」を持っています。

**安全基地ではない家庭から抜け出すことは「失敗」ではなく、自分を守る「勇気ある行動」**なのです。

## 家庭の在り方は多様

では、②の「普通の家庭」とは何を指すのでしょうか。

「夫婦のみ」「夫婦＋その実子」のほかにも、「ひとり親家庭」「里親家庭」「同性婚家庭」など、さまざまな形態の家庭や、事実婚、別居婚を選択するカップルも社会には存在し、家庭やパートナー関係の在り方は多様化しています。

ところが、「家族であれば同じ屋根の下に暮らすべき」「子どものためには父親と母親が揃っているべき」と語る人ほど、そこから自分が外れたいと感じたとき、そのような考えを持った自分を責め、その気持ちを封じ込めようとします。

しかし、心のなかに抱いた気持ちは、封じ込められているだけで、問題は解決されておらず、一時的に抑えられても、再び表出してきます。

そのたびに、当事者は自責の念に苛《さいな》まれると同時に、日々繰り広げられる問題への対応の困難さに消耗していくのです。

まずは、**自分の気持ちにていねいに向き合ってみてください。**

次に、「べき」思考を少しずつ手放していくことで、多様な在り方への気づきを得ることができるでしょう。

その結果、自分を大切にする選択が可能となるはずです。

## 限界を超えてまでがんばる必要はない

発達障害特性のある夫との暮らしのなかで、こだわりや感覚過敏等への対応、社会生活におけるフォロー、子育てや家庭運営の大部分を担うなどの結果、妻は疲弊していきます。

家庭外からの支援を得られない場合は、さらに消耗していくでしょう。

介護（老人、障害者、病気）や子育てを限界以上にがんばった結果、幸せではない結果を招くリスクが高まることは、社会的にも広く知られているところです。

しかし、今の状況が自分の限界を超えているかどうかを判断できなくなってしまっている状態の方も少なくありません。

次のような症状が二週間以上続くようであれば、限界にきている可能性を意識しましょう。

- **寝つきにくい、眠っている間や早朝に目が覚める**
- **疲労感や倦怠感、頭痛、肩こり、腹痛や下痢、めまいや動悸**
- **食欲不振または過食**
- **思考力や集中力、作業効率の低下**
- **人と会うことが億劫に感じる**
- **不安な気持ちが続く**
- **イライラして気持ちが落ち着かない**
- **自分はダメだと感じる**

あてはまる症状が四個以上の方は、ひとりで抱え込まず、信頼できる周囲の人や、医療機関に相談をすることをおすすめします。

第5章

# ゴールは自分が主人公の人生

# 幸せは、人ではなく、自分が決めるもの

## 「人のため」ばかりに生きるのはやめよう

私はカウンセリングに訪れた方々に、「〝自分が人生の主人公〟である生き方をゴールにしてみませんか」とお伝えしています。

すべての人には、自分の感情を認め、その感情や自分の考え、価値観、イエス、ノーを表明する権利があります。自分の心の声を聴き、その声に沿って行動する権利があるのです。

自分が人生の主人公である人は、他者からコントロール（支配）されることなく、自分で物事を決めています。自己決定しているからこそ、生き方に責任を持ち、清々《すがすが》

しく人生を謳歌《おうか》しています。幸せとは、そのような生き方からもたらされるのです。

**幸せは自分で手に入れるものです。人が与えてくれるものではありません。**

まっすぐに自分の人生を生き、幸せを手に入れるために、自分とていねいに向き合う時間を意識して持ち、「自分の感情」を感じてみることから始めてみましょう。


ところが、「自分の感情」を感じ取れなくなっているカサンドラが少なくありません。彼女たちは、「自分が何をしたいのかがわからない」と口々に語ります。

幸せを手にするには、生き方の基準が他者ではなく、自分であることが基本です。

夫や子ども、周囲の人々のニーズには敏感に反応し、ときには先回りをし、かいがいしく立ち働くカサンドラたち。しかし、自分のニーズには、なぜか鈍感です。

自分のニーズを後回しにし、他者を優先して生きていると、「自分が本当は何をしたいのか」を感じにくくなってきます。その生き方が、カサンドラからの回復を妨げ、ひいては幸せと距離を置くことにも影響を及ぼします。

自分の今までの「生き方」を振り返ってみましょう。

そのことにより、自分の悩みの「本質」が見出せるかもしれません。

# カサンドラ症候群と幼少期体験の関係

## カサンドラに多く見られる傾向

私はカウンセリングやカサンドラへの支援活動を通じて、数多くのカサンドラたちの肉声に耳を傾けてきました。そこで気がついたのは、育った家庭（原家族）では「ありのままの自分を受け入れてもらえなかった」「家庭が安全な場所ではなかった」と語るカサンドラが少なくないことでした。

語られる体験には、両親の不仲、虐待、否定、無関心、親の価値観の押しつけなどがあり、「自分に自信が持てない」「自分は何がしたいのかわからない」「自分ひとりでは生きていくことができないと思う」「自分の理解者がいない」「人を頼れずひとりでがんばってしまう」「さみしくてたまらない」といった訴えが多く見られます。

彼女たちのなかには、夫や家族と共依存状態（154ページ参照）に陥っていたり、アダルトチルドレン（AC）傾向を持つ方が多いように感じます。

アダルトチルドレンとは、「安全な場所として機能しない家族（機能不全家庭）のなかで育ち、そのためにさまざまな人間関係の問題や、生きづらさを感じている人たち（※）」のことを言います。

カサンドラ症候群同様、医療における診断用語、病名ではありません。

## アダルトチルドレン五つのタイプ

アダルトチルドレンは、成育歴から五つのタイプに分類されると言われています。

関心のある方は、次ページのチェックシートを試してみてください。


（※）『アダルト・チルドレン癒しのワークブック』西尾和美・著（学陽書房）から一部引用。

## LOST CHILD（忘れられた子）

□家庭でも学校でも、なるべく目立たないよう行動してきた
□「素直な子」とほめられるよう行動してきた
□自分の存在が忘れられているように感じてきた
□大勢のなかにいるより、ひとりきりで過ごすほうが好きだ
□自分を表現したり、意見を主張するのが苦手だ
□孤独感を感じることが多い
□自分はいなくてもよい存在なのではないかと感じることが多い
□人生に生きる意味があるなんて思えないことがしばしばある

## CLOWN（道化師）

□小さい頃から周囲を笑わせよう、なごませようと努めてきた
□「落ち着きのない子」と言われた
□相手の目をまっすぐに見ないようにしていた
□自分の不安や弱さを相手に悟られないように努めてきた
□その場がシラケたり、気まずい雰囲気になると、非常に不安を感じる
□人と対決するのが怖い
□「明るい」「軽い」仮面の下の、本当のあなたを誰もわかってくれないと感じる
□深刻に悩んでいたり傷ついているときも、冗談を言ったり笑っていることが多い

## CARETAKER（世話役）

□「やさしい子」「思いやりのある子」と言われるように努めてきた
□周囲の役に立つよう、がんばってきた
□自分勝手にならないよう、してほしいことがあっても我慢してきた
□困っている人がそばにいると放っておけない
□自分の都合より、他人の都合を優先することが多い
□自分を優先するのは、わがままでいけないことのように感じる
□相手が何を望んでいるのか、敏感に感じ取ることができる
□自分が何をしたいのか、何を感じているのか、わからなくなることが多い

## アダルトチルドレン（AC）セルフチェックシート

これは、『アダルト・チャイルドが自分と向きあう本』（アスク・ヒューマン・ケア）に掲載されていたチェックシートを一部変更したものです。

### HERO（英雄）

□学校では、いつもよい成績をとれるよう努力していた
□「しっかりした子」とほめられるよう努力していた
□周囲のまとめ役をつとめるため努力してきた
□責任感が強いと感じる
□息抜きをしたり、無邪気になって遊ぶのが苦手
□ミスや失敗をすると、ひどく自分を責めて落ち込んでしまう
□もっともっと努力しなければと、いつも自分を追い立ててしまう
□他の人の失敗でも、自分の責任のように感じる
□周囲に能力を評価されなかったら、自分の価値が感じられない

### SCAPEGOAT（身代わり）

□親や教師に反発や怒りをぶつけてきた
□ルールを無視した行動で、自分の存在を目立たせようとする
□「悪い子」と言われたり、態度で示されて傷ついてきた
□あなたが問題を起こすと、両親は今までのいさかいなどを忘れて、一緒にうろたえたり、叱ったり、解決に奔走していた
□怒りにまかせて相手を非難攻撃することが多い
□自分のさみしさや傷をわかってくれる人など、誰もいないと感じる
□自分なんかどうでもいいと感じることが多い
□ちょっとしたことで周囲との関係がこじれてしまうことが多い

出典：『アダルト・チャイルドが自分と向きあう本』アスク・ヒューマン・ケア研修相談室 著（アスク・ヒューマン・ケア）を元に一部改編

いかがでしたでしょうか？

どのタイプにチェックが多くついたでしょうか。一つのタイプに限らず、ひとりが複数のタイプを持ちあわせている場合もあります。

前述の通り、アダルトチルドレンとは医療における診断用語ではないため、このチェックリストは診断をするためのものではなく、あくまでも傾向を知るための目安の一つとなります。

各タイプについて説明をします。

## ●HERO（英雄）

家族の期待に応えるために努力してきました。そのがんばりが自分の価値だと感じています。

たとえば、高学歴の親のもと「いい大学に入りなさい」と言われて育ち、偏差値の高い大学に受かることが自分の価値だと思い込んでしまっているなど。

自分の活躍で、冷えた両親の関係が一時的によくなったりするため、努力と功績によって、希望をもたらし家族を支えようと、過剰にがんばり続けようとします。

**SCAPEGOAT（身代わり）**

自分の存在を主張するために問題を起こしてきました。家族のなかにある問題から家族の目をそらし、一手に引き受けています。

たとえば、夫婦仲の悪い家庭で育った子が、自分に問題があるふりをして非行に走り、親の関心を自分に向けることで、家族の崩壊を防ごうとするなど。

「この子さえいなければ、すべては丸く収まるのではないか」という幻想を、ほかの家族が抱くことで、家族の崩壊につながる問題の本質へ、家族が目を向けることを防ぐ役割を担っています。

**LOST CHILD（忘れられた子）**

自分を守るために目立たないようにしてきました。とても孤独な気持ちでいます。

たとえば、自分の意見を言っても否定されたり、聞いてもらえないことが多い環境で育ったことで、外でも内でも自分を出さないようになったなど。

家族内の人間関係を離れ、自分の心が傷つくことを免《まぬが》れようとします。

## ●CLOWN（道化師）

おどけた仮面の下には、さみしい素顔を隠しています。

たとえば、人の顔色を伺いながら、楽しい話題を振って家族を笑わせよう、重い空気を和ませようとがんばるなど。

家庭内の怒りや争いを緩和するために、無理をして明るい雰囲気を作ろうとします。過度に雰囲気を読み取り、人の表情を伺い、どうすれば険悪なムードにならないかと常にビクビクしています。

## ●CARETAKER（世話役）

自分のことは後回しにして、親やきょうだいの面倒を見てきました。

誰かのお世話をしているときは充実していますが、本当は、自分は何をしたいのかがわからなくなっています。

たとえば、精神状態が不安定な親や、病気がちな親のもとに育ち、幼い頃からグチを聞く役目を担っていたり、家を守るために外で遊ばず、家の手伝いをしていたなど。

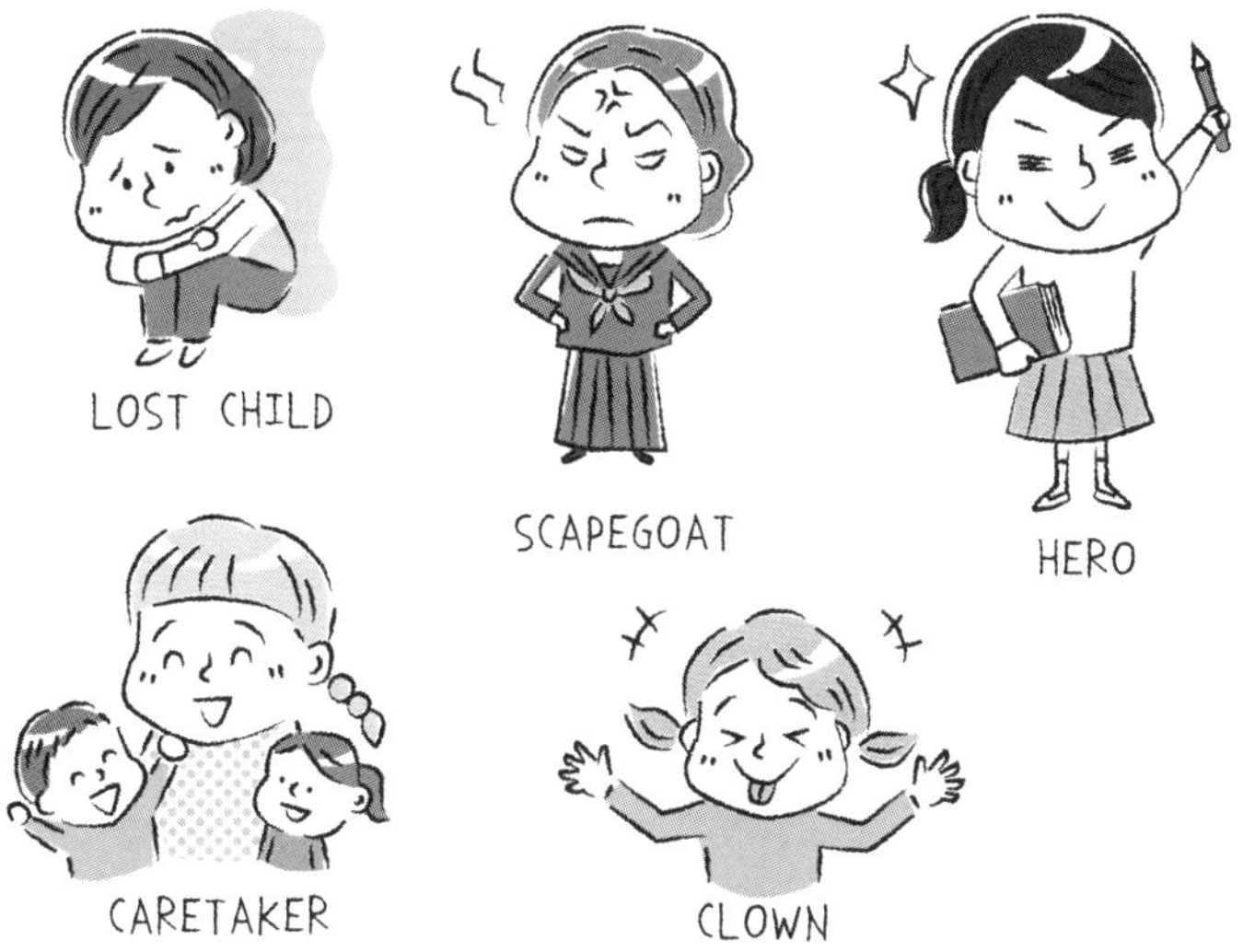


家族を維持する機能を一身に背負い、家族が崩壊しないようにバランスを取ろうと努力する傾向があります。

アダルトチルドレンは、ひとりがいくつかのタイプを持ったり、タイプが変化する場合もあります。

アダルトチルドレンの子ども時代に共通するのは、自分主体ではなく、親の機嫌や顔色、家のなかの雰囲気を察知し、態度や行動を決めていることです。

それは、無意識であり、そのような役割を担っていることを本人は意識していません。

**無意識であるがゆえに、子どもの頃に身につけた役割が、生き方のスタイルとして固定化しやすい**のです。

## アダルトチルドレンがカサンドラに陥りやすい理由

私は、妻がアダルトチルドレンである場合、カサンドラに陥りやすく、重篤化しやすい傾向があると感じています。その理由は次の通りです。

### ❶役割を限界以上に担う

アダルトチルドレンゆえに、「誰かのためにがんばっている自分」が自分の存在の拠り所であり、その役割を降ろすことが困難です。

発達障害特性がある夫との暮らしで、特に夫に「妻に向き合い歩み寄る姿勢」が欠如している場合、妻側に物理的、精神的負担が重くのしかかり、疲弊し、心身の限界を超えていても、夫との関係性を変えることをせずがんばり続けてしまい、その結果、心身に不調をきたすこともあります。

限界を超えていても、自分では気づかない場合もあります。

## ❷強い承認欲求

アダルトチルドレンは、原家族（※）から、ありのままの自分が認められる経験を持てなかったため、「自分はこの自分でいいのだ」という安心感が持てず、自分をまるごと誰かに受け入れてもらいたいという強い他者承認欲求を持つ傾向が見られます。

妻の存在や働きに対する感謝や労《ねぎら》いを、「愛情深い」と妻が感じられる言葉や態度で伝える夫や、妻が抱える不安やさみしさなどを受け止め、寄り添うことのできる夫との暮らしを続けていくうちに、愛着の傷を癒し、安定的な精神状態となり、自己肯定感を高めることができた妻を、私は何人も知っています。

親との安定的な愛着が形成されていなくても、その後の人間関係において健全に「承認」されることにより、アダルトチルドレンからの回復が可能となる場合があるのです。

（※）生まれ育った家族のこと。

発達障害特性がある夫の場合、その特性ゆえ、愛情深いコミュニケーションや、妻の心情への寄り添いが難しいため、妻の承認欲求が満たされないことが多くあります。

妻としては、一番に自分をわかって欲しいと期待している夫から背を向けられたような感覚に陥り、落胆し、自己肯定感がさらに低下、不安定な心身状態に陥っていきます。

### ③願っていたパートナー関係や家庭が築けない挫折感

自分が体験できなかった、愛情深いパートナー関係や家庭を求めて、結婚するアダルトチルドレンも少なくありません。

しかし、発達障害特性がある夫と結婚した場合、妻が求めるパートナー関係や家庭の「在り方」の実現が難しいケースもあります。

願っていたものが手に入らなかった落胆や挫折感により、精神的ダメージを受けることもありますし、「私だからダメなのだ」「自分の努力が足りない」とさらに自己肯定感の低下を招く場合もあります。

## ④原家族からのサポートを受けにくい

原家族が機能不全家庭ゆえに、妻が親と距離を置いていて、支えや助けを得られなかったり、相談をしても、否定や非難、過干渉などがあり、健全なサポートが受けにくい場合があります。

他人にヘルプを求めるのが苦手なアダルトチルドレンも少なくありません。そのために、社会的孤立に陥っているケースもあります。

私のカウンセリングでは、カサンドラであるクライエントがアダルトチルドレンでもある場合、アダルトチルドレンからの回復にまず力点を置くことが、カサンドラからの回復に効果的なケースもあるとの視点を持ちながら臨んでいます。

カサンドラ症候群に陥ったことを契機に、自分がアダルトチルドレンであることに気づいて、自分を改めて見つめ直し、新たな人生を歩み出したカサンドラたちも多くいます。それは、カサンドラからの回復と同時に、**自分が主人公である人生のスタート**でもあるのです。

# あなたはひとりじゃない。周りのサポートを利用しよう

## 同じように悩んでいる人がこんなにもいるなんて…

発達障害やカサンドラ症候群について、昨今、認知度が広まってきたことに伴い、「もしかしたら夫は発達障害で、私はカサンドラかもしれない」と感じる妻が増えているように感じます。

私が代表を務めるカサンドラ支援団体への問い合わせも年々増加しています。

当団体の企画の一つ、セルフヘルプグループへ初めて参加されたほとんどの方が「同じように悩んでいる人がこんなにも多くいることに驚くと同時に、今まで誰にもわかってもらえなかった悩みを分かち合えて、気持ちがラクになった」「もっと早く

ミーティングに参加していたら、ここまで体調が悪化することはなかったかもしれない」とおっしゃいます。

カサンドラ症候群を深刻化させる主な原因の一つに、その名前の由来にもなった**「周囲から理解されにくい」状況**が挙げられます。

カサンドラ症候群とは、夫と妻の「関係性」の悩みであり、「問題」は主に、家庭内で起こり、家庭外の人からは見えづらかったりします。

しかも、夫が家庭外では大きな問題を起こさず職業生活を送っていたり、家庭外と家庭内での振る舞いが大きく違う場合などは、なおさら他人にはわかりづらいのです。

## 共感を得て、孤立から解放されましょう！

理解者がいないという状況は、悩める者にとっては、とても過酷なものです。

ただでさえ孤軍奮闘している妻が、必要なサポートを得られずさらに消耗する……。

夫との関係や家庭生活がうまくいかないのは自分のせいであると自責の念を強め、

自己肯定感が低下するなどの結果、孤立化し、ますますカサンドラ症候群が重篤化していくのです。

悩みや苦しみを話し、経験や情報を分かち合える場所が、あなたがお住まいの地域にもあるかもしれません。

興味をお持ちの方は、インターネットで「カサンドラ」「自助会」と検索してみてください。

その場所には、否定されることがない共感にあふれた時間のなかで、孤立から解放され、自己肯定感を取り戻し、生き方や問題解決のヒントを得ることで、カサンドラ症候群からの回復の道のりを歩んでいる仲間がたくさんいます。

周囲に理解者がいない、同じ悩みを抱えている人と語り合いたい方は、セルフヘルプグループに足を運んでみてはいかがでしょうか。

# 自分の幸せを一番に考えている人が回復も早い

## 自分が幸せになる人生

私のカウンセリングのゴールは、必ずしも「婚姻関係継続」ではなく「自分が幸せになる人生」としています。

自分の幸せを一番に考えることは、決してわがままでも自分勝手なことでもありません。この世に生を受けた尊い「自分」という存在を大切にすることです。

**自分を大切にして自分が満たされている人は、自分のなかから自然と愛が溢れ出します。そこに無理はありません。**そしてそれは見返りを求めない愛です。

自分が満たされていない人の「愛」は、どこか自己犠牲が伴います。

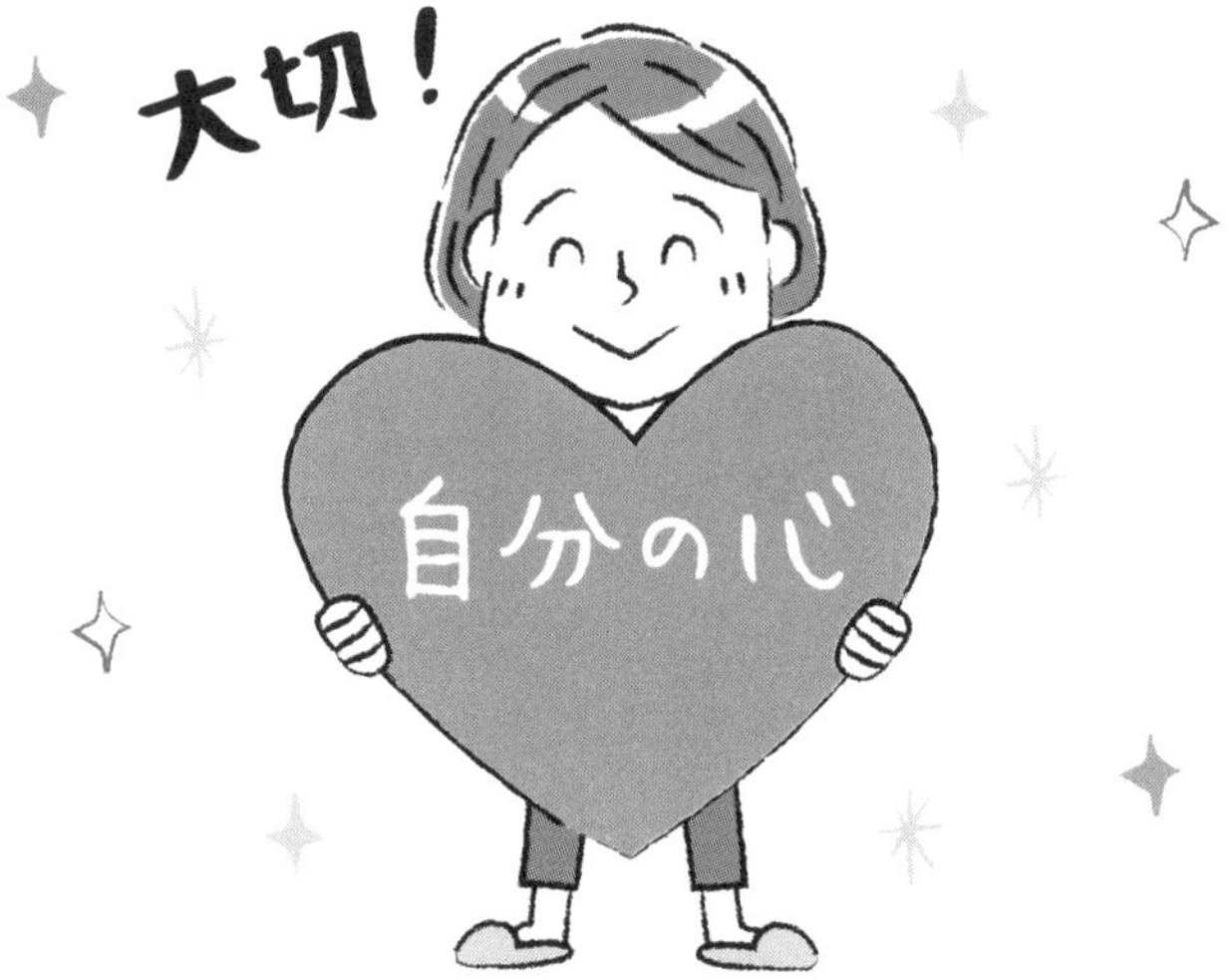


その結果、心身の徒労感や、自分だけが損をしている感覚にとらわれたり、相手に見返りを求める気持ちが生じることになります。

結果的に、自己犠牲の愛は、夫や子どもとの健全な関係性を阻害する要因にもなり、妻はさらに悩みを深くし、ますます家庭生活に幸せなイメージを抱くことが難しくなります。

私がカウンセリングさせていただいた方のなかには、自分を大切にして生きることを決め、自分を満たすことを意識し、実践した結果、カサンドラ症候群から回復された方、また、回復に向けての確かな歩みをされている方が多くいらっしゃいます。

自分を大切にすることが回復への早道であるのです。

## 将来に対して幸せなイメージを抱こう

私のカウンセリングルームを訪れる方のなかには、

「縁あって結婚したのだから婚姻関係を継続したい」

「世間体が気になり『別居』や『離婚』は選択できない」

「子どものために『家族』というカタチは崩したくない」

「夫からの歩み寄りは感じられないが、特性ゆえの夫の行動なのだから受け入れ、我慢をしていく」

「離婚をしたいが経済的面で不安」

と言う方が少なくありません。


彼女たちの多くは、発達障害特性を持つ夫に配慮したかかわり方をするよう努力していますが、夫には妻に歩み寄る姿勢が見られず、夫婦関係の改善は困難となっています。

ところが彼女たちは、挫折感や徒労感、ストレスにより疲弊し、心身に不調を抱えていてもなお、同居や婚姻関係の継続を希望しています。

カウンセリングでさらにお気持ちを聴いていくと、夫と歩んでいく人生に幸せのイメージは持ちにくいが、今の生活を変えることへのためらいや諦め、不安から、今の生活に「仕方なく留まっている」という方がほとんどです。

彼女たちからは、「自分がどうしたいか」ではなく、「他者の考えや価値観」を優先している傾向が感じられます。

しかし、「他者の考えや価値観」を優先し、「仕方なく留まっている」状態を続けていても、幸せを手にすることは難しいでしょう。

この世のすべての人には幸せになる権利があります。

幸せを手にするためには、自分にとっての幸せ（ゴール）を明確にし、そのゴールに向かって行動することが必要です。

将来に対する幸せなイメージは、行動を起こすモチベーションになりますし、ゴールに向かう道のりにたとえ苦難があったとしても、前向きに臨み、乗り越えていく力となります。


人生は一度きり。

自分を幸せにすることから始めませんか。

あなたは、自分の幸せを一番に考えた選択をしてもよいのです。

自由にのびやかに「あなたの幸せの地図」を描いてみましょう。

そして、その地図を携え、一歩を踏み出したその先には、あなたのありのままの笑顔が花開き、あなたが主人公として輝いている人生が待っていることでしょう。

## 困ったときの相談先（支援機関・制度情報）

### 発達障害者支援センター

発達障害の診断を受けている、または、発達障害の可能性がある大人や子ども、その家族への支援を行っています。

各都道府県や政令指定都市に設置されていますが、自治体によって支援の内容が異なります。

**・発達障害情報・支援センター**（国立障害者リハビリテーションセンター）

HP rehab.go.jp/ddis/

### 法テラス

無料で3回まで弁護士や司法書士に相談できる制度、または、弁護士費用や司法書士費用の立て替えを受けることのできる民事法律扶助制度があります（※利用条件あり）。

HP houterasu.or.jp/

### 母子家庭等就業・自立支援センター

ひとり親へ、生活・仕事・法律の相談や、就労に役立つ講習会の実施等を行っています。

都道府県・指定都市・中核市に設置されています。

離婚するかどうかを迷っている方も相談できます。

**・全国の支援センター情報「厚生労働省」**

HP mhlw.go.jp/stf/seisakunitsuite/bunya/0000062967.html

**・横浜市「ひとり親サポートよこはま」**

HP hitosapo-ykh.jp/

## 困ったときの相談先（支援機関・制度情報）

### 子育て援助活動支援事業（ファミリー・サポート・センター事業）

幼稚園・保育園までの送迎や、保護者の病気等の急用時・買い物等外出時に子どもを一時的に預かるなどのサポートを、比較的廉価で受けることができます。

夫に発達障害特性がある場合、子育ての多くを妻が担っているケースも少なくありません。

子どもの預け先がないときだけでなく、保護者のリフレッシュ目的で利用することも可能です。

・**事業について「厚生労働省」**

**HP** mhlw.go.jp/bunya/koyoukintou/ikuji-kaigo01/

・**横浜市「横浜子育てサポートシステム」**

**HP** famisapo.city.yokohama.lg.jp/

### ひとり親家庭・総合支援サイト

行政機関に足を運ばなくても、スマートフォンやパソコンを通じて、手軽に支援情報などを得ることができるポータルサイト。

・**神奈川県「カナ・カモミール」**

**HP** pref.kanagawa.jp/docs/he8/kanachamomile/top.html

### よりそいホットライン

どのような悩みでも、24時間通話料無料で相談できます。

**フリーダイヤル** 0120-279-338

※著者である私が主に活動している地域（神奈川県、横浜市）の情報を一部掲載しました。
※地方自治体ごとに受けられるサービスは異なります。詳しくは、お住まいの行政機関に、お問い合わせください。

# 監修者の言葉

横浜駅近くの精神科クリニックに勤める私のところには、大人の発達障害のことでお困りになり、診断や援助を求めて来院される方が、あとをたちません。

前職まで発達障害にかかわることはほとんどなかった私でしたが、ニーズに押され、自分なりに試行錯誤して診療スタイルを作っていくこととなりました。

その際、一番大きな課題は、就労や職域の問題で、横浜市発達障害者支援センターをはじめ、さまざまな福祉機関と連携することでなんとか乗り越えてきました。

そして次の大きな課題として登場したのが、家庭における人間関係の問題でした。

相手の思考回路を読み解くのが苦手なＡＳＤの方々にとって、その相手が最も身近なパートナーであってもそれは変わらず、むしろ相手の期待レベルがより高いがゆえに、一層大きな困難が生まれます。

そのうちにパートナーの方が適応障害を起こし、そちらの治療も引き受けるケースが出てきました。パートナーが、毎日の異文化コミュニケーションに疲れ果ててしまうのは当然のことと言えます。さてどうしたものか……。

精神疾患では、以前から家族会という親きょうだいやパートナーが支え合う組織があり

（親が中心で動いていることが多い）、発達障害でもこうしたものが必要ではないか……と、ぼんやり考えていました。

そんなとき、私の担当しているＡＳＤの患者さんご夫婦から紹介されたのがフルリール、そして真行さんだったのです。

特性のため、職場でも家でも困難が大きい彼との関係を考えるなかで、奥様が見つけてきたのがフルリールでした。

当事者の彼自身もフルリールの活動に参加し、ついには二人の工夫を一般向けの場で発表するに至るなど、子どもたちも含めた家族の在り方が大きく変わるのを目の当たりにすることができました（58ページに彼の体験談があります）。

さて、毎日の外来のなかでメンタル不調をきたして来院される方々に話を伺うと、パートナーに発達障害特性が強く疑われるケースもよくあります。

しかしパートナーに問題意識がない場合、なかなか受診は難しく、医療の枠のなかだけでは対応が困難となります。

こうした場合、頼りになるのがフルリールです。同じ悩みを持った者同士が集まり、個々の困りごとの内容に応じて皆で考える。

診断は必須ではないので、パートナーが受診できなくても問題ありません。

こうしたフルリールのような場が、横浜だけでなく全国に広がり、多くのカサンドラで悩む方々の力になることを心から願っています。

柏　淳

# おわりに

幸せな夫婦が手にしているもの。

それは、お互いが寄り添い、安らぐ関係を円熟させていく、かけがいのない、よろこびに満ちた軌跡です。

これはまさに、夫婦が向き合い歩んだ道のりが実らせた果実です。

この果実は、単に長い間ともに暮らしているだけでは実りません。

お互いの努力があるからこそ、果実は実ります。

その果実を夫婦で手にし、咀嚼《そしゃく》し味わい、そして再び歩き出す。

ふたりで歩いていくと、また違う味の果実が実る。長く夫婦生活を続ければ、さまざまな果実をふたりで味わった思い出が、さらにふたりの絆を強めるでしょう。


あなたが夫婦関係において実らせたいものは何でしょうか。

あなたと夫の関係は、その果実を実らせることができる関係でしょうか。

そうでないのであれば、選択肢の一つとして、別居・離婚を考えることは、何ら責められることではありません。

「同じ屋根の下に暮らすべき」という思考を手放し、あなたと夫との関係を直視してみてください。

周囲の人々から否定的な言葉をかけられたとしても、それはその人の価値観であり、あなたの気持ちや考えと境界線を引くように意識しましょう。

別居・離婚は夫を否定するものではなく、夫婦の関係性の行き詰まりを改善しようとする前向きな思考による手段の一つです。

何十年と、ともに暮らしても、対等な支え合いや信頼関係がない夫婦。その長い歳月の間、抱え続けてきた苦労やさみしさの重みに、ため息をつくカサンドラたち。

私はそのがんばりに、自分の体験も重ね合わせ、そっと寄り添いたい。

そして、あなたは十分がんばった。これからは、役割を下ろして、あなたらしく生きてよいのですと伝えたいのです。

真行結子

著者 **真行 結子**（しんぎょう・ゆいこ）

発達障害特性のあるパートナーを持つ人たちの居場所「フルリール」代表。

シニア産業カウンセラー。

アスペルガー症候群のパートナーと結婚し、暮らしのなかで頻発する悩みを周囲に理解してもらえず、ひとりで長い期間、悩みを抱え続けた結果、カサンドラ症候群に陥った体験から、共感と信頼のあるネットワークの重要性を痛感。以後、発達障害（未診断も含む）のパートナーを持つ方々が、幸せな人生の一歩を踏み出す力を自分のなかから引きだすことを目的とした、カサンドラ支援団体「フルリール」の活動を開始。わかちあいの会、専門家を招いての学びの会、発達障害当事者との交流ワークショップ、カサンドラ症候群自助グループ立ち上げ支援、カサンドラ症候群からの回復ワークショップ、カウンセリング等を実施。活動を通じ3500人以上の肉声に耳を傾け、600人におよぶカサンドラ症候群クライエントのカウンセリングを行うかたわら、講演も精力的に行っている。人生のモットーは「心の声で生きる」こと。目指すのは「みんながたいせつにされる社会」。

URL：https://fleurir-room.com/

監修 **柏 淳**（かしわ・あつし）

ハートクリニック横浜院長。

東京大学医学部医学科卒業後、国立精神神経センター、米国ソーク研究所で研究員を経て、滋賀医科大学精神科神経科で病棟医長、東京医科歯科大学精神科で講師を務めたあと、平成21年4月より、ハートクリニック横浜院長をつとめる。

学会では、日本成人期発達障害臨床医学会で理事（第1回大会長）を、成人発達障害支援学会で評議員をつとめる。

東京医科歯科大学や青山学院大学で非常勤講師として活躍するほか、東京都文京区非常勤医師も兼務している。


**装幀・本文デザイン／吉村朋子　イラスト／アライヨウコ**

**私の夫は発達障害？**

2020年10月19日 第1刷発行
2021年11月12日 第3刷発行

著者　真行 結子
監修　柏 淳
発行者　徳留 慶太郎
発行所　株式会社すばる舎
〒170-0013　東京都豊島区東池袋3-9-7　東池袋織本ビル
TEL　03-3981-8651（代表）
03-3981-0767（営業部直通）
FAX　03-3981-8638
URL　http://www.subarusya.jp/
振替　00140-7-116563
印刷　中央精版印刷株式会社

落丁・乱丁本はお取り替えいたします

ISBN978-4-7991-0929-8